Dᴿ Achille JEANNE

de l'Université de Paris

Ex-Interne provisoire des Hôpitaux

Ex-Interne
de la Maison Départementale de Nanterre
(Concours de 1895)

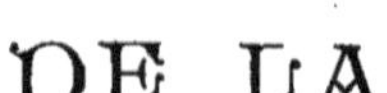

DE LA

Voûte plantaire

et du

pied creux congénital

par

malformations osseuses

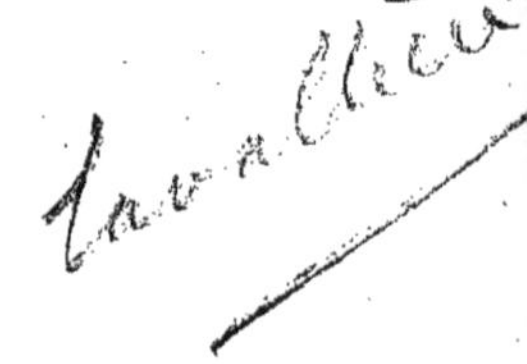

PARIS

Henri JOUVE

15, Rue Racine, 15

1897

Dr Achille JEANNE

de l'Université de Paris

Ex-Interne provisoire des Hôpitaux

Ex-Interne
de la Maison Départementale de Nanterre
(Concours de 1895)

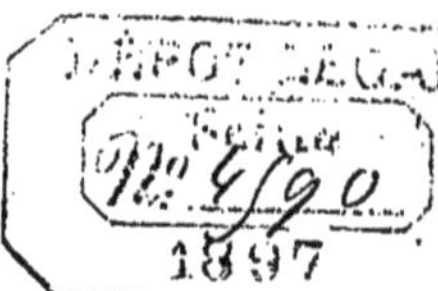

DE LA
Voûte plantaire

et du

pied creux congénit

par

malformations osseuses

PARIS

Henri JOUVE

15, Rue Racine, 15

—

1897

DE LA

VOUTE PLANTAIRE

ET

Du pied creux congénital

PAR MALFORMATIONS OSSEUSES

———

Introduction

L'anatomie et la physiologie du pied-bot congénital ordi-
naire, du varus équin, est bien connue grâce à cette série
de travaux qui commencent à Camper et Scarpa, qu'ont
magistralement poursuivis Bouvier, Adams, etc., et que
couronne l'étude si personnelle de M. Farabeuf (1).

De nombreuses pièces en sont déposées au musée
Dupuytren ou ont été présentées à la Société anatomique.

Les autres variétés de pied-bot congénital, valgus,
talus, équin, à cause de leur rareté, ont été peu décrites.

1. Farabeuf. *Précis de médecine opératoire*, p. 817.

Enfin il est une autre malformation, congénitale elle aussi, *dite pied creux*, dont les altérations sont complètement ignorées : elles sont l'objet de ce travail.

Mais nous n'avons pas voulu étudier le pied creux sans étudier comparativement la forme habituelle de la voûte plantaire. Ce qui fait que cette thèse comprend deux parties :

Dans la première, nous avons cherché à décrire plus complètement qu'on ne l'avait fait jusqu'alors, la constitution et les mouvements de cette voûte ; c'est une longue introduction d'anatomie normale à la deuxième qui traite seulement du pied creux.

Il est d'usage, au début de tout travail inaugural, de le placer sous le patronage des maîtres ; nous saisissons avec empressement cette occasion de remercier les nôtres.

Nous devons beaucoup à tous, mais trois d'entre eux surtout ont guidé nos études.

M. le professeur Farabeuf nous a accueilli dans son laboratoire, a fait notre instruction anatomique avec son autorité et son dévouement notoires. M. le professeur Tillaux, notre premier maître à l'hôpital, nous a prodigué pendant notre externat dans son service, ses précieuses leçons cliniques ; nous sommes vivement touchés des nombreuses marques d'intérêt qu'il nous a données, et de l'honneur qu'il nous fait en acceptant la présidence de cette thèse. Nous associons à son nom M. le Dr Walther dont nous avons pu apprécier l'inaltérable bienveillance.

Nous devons enfin notre éducation médicale à M. le Dr Lancereaux ; nous lui exprimons notre profonde reconnaissance de son enseignement si élevé et si original, et de la bonté qu'il nous a toujours témoignée.

Nous ne pouvons oublier le courtois accueil de M. Landrieux, pendant le temps trop court où nous fûmes son interne.

A la maison de Nanterre, nous remercions MM. Laugier et Sapelier qui nous ont ouvert libéralement leur service et témoigné leur sympathie.

Notre dernier maître, M. le professeur Rémy, nous a traité comme un ami bien plus que comme un élève ; il nous a honoré de sa confiance en laissant une large part à notre initiative personnelle ; nous lui en exprimons toute notre gratitude.

Enfin nous avons d'autres dettes de reconnaissance à tous ceux qui ont bien voulu nous aider à élaborer ce petit travail. M. Bentz à l'habileté de qui nous devons les dessins, M. Michel qui les a mis en planches et photographiés ont été pour nous de véritables collaborateurs, nous devons à M. Chastanet, ex-interne provisoire des hôpitaux la fig. 1 de la planche IV. Notre cher collègue M. Hamant, nos amis MM. Thoumire, ex-interne provisoire, V. Ghéorghiu, interne à la Maternité, M. le Dr Launay, prosecteur à l'amphithéâtre des hôpitaux, nous ont fourni une partie des pièces sans lesquelles nous n'eussions pu mener à bien ces quelques recherches.

PREMIÈRE PARTIE

De la voûte plantaire

Après quelques généralités sur la voûte, nous étudierons les moyens d'union des os qui la constituent, leurs mouvements les uns sur les autres, l'action des principaux muscles qui s'y insèrent. Nous verrons ensuite l'importance respective de ces différentes pièces au point de vue de la forme du pied adulte, les quelques différences qui la séparent de celle du pied de l'enfant.

Notre description est basée presque exclusivement sur des recherches personnelles. Ce point spécial d'anatomie a été négligé par les auteurs classiques, et nous n'avons guère utilisé que les belles études de Duchenne de Boulogne (1) sur les muscles du pied et principalement sur le long péronier et le jambier antérieur.

1. Duchenne : *Physiologie des mouvements.*

I

Le pied représente une voûte ayant deux points d'appui : un postérieur, étroit, ce sont les tubérosités du calcanéum, protégées par une peau épaisse, adhérente, matelassée de graisse ; un antérieur, beaucoup plus large, ce sont les têtes métatarsiennes doublées également de tissu fibro-graisseux. Ces deux points d'appui sont réunis par un bord interne et un externe qui divergent naturellement, ayant même point de départ calcanéen, le premier et le cinquième métatarsien comme points terminaux.

Sur le squelette, l'arc interne, très concave, est formé d'arrière en avant par le calcanéum, l'astragale, le scaphoïde, le premier cunéiforme et le premier métatarsien.

L'arc externe est formé par le calcanéum, le cuboïde et le cinquième métatarsien ; il est très surbaissé, touchant parfois le sol par l'apophyse styloïde du métatarsien, comme en témoigne le durillon cutané qu'on rencontre assez souvent à ce niveau.

Ainsi le bord interne est formé de cinq os, tandis que l'externe n'en comprend que trois ; on peut donc déduire *a priori* que c'est le premier le plus mobile, l'autre étant surtout l'arc de l'appui.

Sur un pied non dépouillé de ses parties molles, l'épais muscle court abducteur du gros orteil, de forme très-arquée, suit fidèlement le squelette du bord interne, mais n'appuie pas non plus sur le sol.

Du côté externe au contraire, les parties molles, les muscles du petit orteil et principalement le court abducteur relient pendant la station et la marche les points d'appui antérieur et postérieur ; la fig. 1 de la planche II représente l'empreinte d'un pied normal ; on voit qu'il repose très largement sur son bord externe.

Pourquoi cette voûte, cette demi-coupole plutôt, comme l'appellent Beaunis et Bouchard, ne s'écrase-t-elle pas sous le poids du corps ?

Sans doute, à cause de la disposition des surfaces articulaires ou des puissants ligaments. C'est ce que nous verrons plus loin, mais il nous faut, dès maintenant, en prendre quelque idée. La figure 1 de la planche IV représente la coupe d'un pied gauche normal, passant en arrière par la grosse tubérosité du calcanéum, en avant tout contre le deuxième métatarsien (1).

Voyez les deux axes si différents du pied, l'un presque vertical, l'autre presque horizontal.

Le calcanéum, assis sur sa grosse tubérosité, le corps un peu penché en avant, porte l'astragale sur les épaules et la nuque ; il est relié aux orteils par l'aponévrose plantaire $a\,p$, il présente le front au scaphoïde pour y recevoir l'attache du ligament calcanéo-scaphoïdien ($l\,c\,s$), et entre les deux, à sa ceinture, vient se fixer l'énorme trousseau calcanéo-cuboïdien (*lig. c c*).

Ainsi, tandis qu'à la face dorsale on trouve de simples rubans ligamenteux, à la face plantaire, trois couches fibreuses maintiennent la concavité de la voûte ; la plus

1. Le calcanéum a été figuré un peu trop vertical, mais pas beaucoup.

longue et la plus superficielle, l'aponévrose, ligament à distance, est séparée par la totalité des parties molles, muscles, vaisseaux et nerfs, des deux autres contiguës, d'autant plus courtes qu'elles sont plus élevées, très épaisses et qui comblent à elles seules l'espace vide angulaire qu'on voit entre le cuboïde et le calcanéum. Comment ce dernier os pourrait-il fuir, attaché par toute sa face antéro-inférieure? Il va peut-être pouvoir le faire en avançant la tête, sa tubérosité restant fixe. Mais par la double haie interosseuse, il entraîne avec lui l'astragale ; s'il continue, il va augmenter au contraire la concavité de la voûte.

Va-t-il, au contraire, sa tête restant fixe, porter sa tubérosité en arrière, se coucher sur le ventre? Mais on voit tout de suite que l'aponévrose l'en empêche et surtout le grand ligament de la plante, le plan fibreux moyen, sur qui se répartit une partie de la pression.

II

MOUVEMENTS DES DIFFÉRENTS OS DE LA VOUTE LES UNS SUR LES AUTRES. ROLE DE QUELQUES LIGAMENTS. COMMENT LA VOUTE VARIE DE FORME ET D'ÉTENDUE.

1° *L'aponévrose plantaire.*

Bien que ce ne soit pas un ligament articulaire, c'est un ligament de la voûte, et à ce titre elle mérite qu'on s'y arrête.

Le pied d'un jeune garçon (11 ans) est bien propre à cette étude ; à cet âge, les aponévroses plantaires ont un développement notable, en rapport avec celui des muscles qui fonctionnent depuis longtemps déjà ; d'autre part il n'existe pas de ces déformations des orteils fréquentes chez l'adulte et surtout chez le vieillard. Elles représentent le type normal que nous allons décrire.

De la tubérosité interne calcanéenne et de ses flancs partent en divergeant trois ligaments.

En dedans, c'est le tendon court à la face profonde duquel naît le court abducteur du gros orteil, à peine voilé d'une mince toile conjonctive.

En dehors, entre la tubérosité interne et l'externe, naît l'aponévrose plantaire externe. Extrêmement mince à l'avant du pied, elle n'existe véritablement qu'en arrière, où elle revêt la forme d'une gouttière à concavité supérieure, qui loge le muscle court abducteur du petit orteil.

Son bord interne affecte une disposition sur laquelle nous reviendrons, son bord externe se continue avec l'aponévrose dorsale. Son extrémité antérieure se divise en deux jambes pour laisser passer les muscles du cinquième orteil; la jambe externe se fixe solidement à la tubérosité du cinquième métatarsien (ligament calcanéo-métatarsien); la jambe interne, passant au-dessus de l'expansion la plus externe, de l'aponévrose plantaire moyenne et des deux derniers tendons fléchisseurs, finit en avant en constituant un lieu d'origine pour les muscles inter-osseux plantaires des troisième et quatrième espaces.

L'aponévrose plantaire moyenne est un épais cordon qui ne tarde pas à s'élargir et à s'aplatir et se partage

vers la partie la plus reculée des espaces inter-métatar-
siens en cinq bandelettes d'autant plus épaisses et plus
fortes qu'elles sont plus internes ; cela est peut-être un
peu schématique, mais ce qui est sûr, c'est que l'interne
est la plus forte et l'on sait que c'est elle qui constitue un
des obstacles au redressement des pieds-bots varus équins;
nous avons toujours vu au contraire l'externe être la plus
mince.

Latéralement, l'aponévrose moyenne se termine d'une
façon différente en dedans et en dehors. Du côté interne,
mais sur un plan bien plus élevé que la face inférieure
de l'aponévrose moyenne, est la saillie du muscle court abducteur du gros orteil ; il y a donc entre les deux un
sillon profond ; la forte aponévrose cesse tout-à-coup, et
c'est une toile celluleuse très mince, translucide, continue
cependant, qui descend au fond du sillon, et remonte ensuite sur la saillie musculaire.

(Ces termes : descend et remonte doivent être enten-
dus, le pied vu par la face inférieure).

En dehors, l'aponévrose externe et la moyenne s'en-
voient réciproquement d'assez nombreuses anastomoses
solides et brillantes qui forment au niveau du sillon qui
les sépare, une sorte de treillage irrégulier. Les mailles
limitent ainsi des trous où l'aponévrose est si mince
qu'elle laisse voir, sous elle, le nerf plantaire externe ou
ses branches.

En avant, comment se terminent nos bandelettes ?

Chacune d'elles, un peu en arrière des articulations
métatarso-phalangiennes se divise en trois languettes;
l'une va en bas à la peau, les deux autres se dirigent en

haut, passent l'une à droite, l'autre à gauche du tendon fléchisseur, montent de chaque côté de l'articulation méta-tarso-phalangienne, en prenant quelques adhérences avec la capsule, et apparaissent sur le dos de l'articulation où elles se continuent probablement l'une avec l'autre ; elles se fusionnent plus ou moins intimement, mais d'une façon constante, d'après nos dissections, avec les expansions latérales des tendons extenseurs des orteils qui nais-sent à ce niveau. Cette disposition en sautoir autour de la base de l'orteil nous a paru d'une importance considéra-ble dans le rôle de l'aponévrose. Mais avant d'étudier ce rôle, nous voulons dire quelques mots du développement.

Voici un pied d'enfant de deux ans : ce qui surprend d'abord, c'est le faible développement des aponévroses. Le muscle court fléchisseur commun, invisible chez l'a-dulte, montre ici sa couleur rouge à travers le mince ruban moiré qui représente à ce moment l'aponévrose plantaire moyenne. Le court abducteur du petit orteil qui plus tard se cachera sous la forte aponévrose externe se voit encore mieux. Cependant la bandelette interne est bien indiquée, et il semble qu'elle acquiert son dévelop-pement plus rapidement que l'aponévrose externe.

Sur le pied d'un fœtus pesant 950 grammes, les mus-cles de la plante sont déjà bien visibles, on a peine à trou-ver l'aponévrose, très mince, si mince qu'on ne l'aperçoit pas en tous les points ; elle nous a semblé en tous les cas purement celluleuse, ne contenant pas de tissu fibreux. Ce qui a été confirmé par l'examen histologique qu'a bien voulu pratiquer notre ami M. Michel, qui n'a trouvé des traces de tissu fibreux qu'au voisinage des insertions

osseuses, et, dans l'intervalle, simplement du tissu con-
jonctif.

Il ressort de là que le développement de l'aponévrose
paraît être proportionnellement moins rapide que celui du
système musculaire. Cela a quelque importance, comme
nous le verrons, au point de vue de la forme de la voûte
chez le fœtus et le nouveau-né.

Comment se comporte l'aponévrose quand la voûte s'a-
baisse ?

Voici un pied d'enfant de sept ans, reposant à plat, dont
la peau a été enlevée. Appuyons fortement sur la face
dorsale, au point d'appliquer presque la plante sur le sol :
l'aponévrose se tend, mais elle est loin d'avoir sa tension
maxima. Pour la lui donner, il faut mettre les orteils en
hyperextension, ce qui tire sur ses insertions antérieures,
mais de plus porter l'extrémité postérieure du calcanéum
en dehors.

Comment cette dernière manœuvre agit-elle ? C'est
que l'axe du calcanéum est très légèrement obliqué en
dehors et en avant, celui du reste du pied, légèrement
oblique en dedans et en avant. Ces deux axes forment
ainsi entre eux un angle très-obtus ouvert en dedans. Ce
qui fait que, quand l'extrémité calcanéenne postérieure se
porte en dehors, elle s'éloigne forcément des orteils, l'angle s'effaçant, ses deux côtés remplacés par une ligne
droite, puisque l'arrière-pied prend la même direction que
l'avant-pied.

Ainsi l'aponévrose plantaire moyenne ne se tend pas
complètement quand la cambrure du pied diminue, le
puissant ligament calcanéo-cuboïdien inférieur entrant en

jeu avant elle ; elle paraît lutter principalement contre le redressement du bord interne du pied légèrement concave, et contre l'hyperextension des orteils, ce qui fait qu'elle se tend pendant la marche au moment où le pied s'élève sur son talon antérieur.

Et en effet il nous a semblé qu'elle était plus développée chez les sujets à pieds déformés dont les orteils sont en extension permanente. Peut-être l'est-elle davantage aussi chez ceux dont le gros orteil est dévié en dehors, en hallux valgus ; mais c'est là un point que nous n'avons pu élucider.

On peut prouver d'ailleurs qu'elle agit peu sur la configuration de la voûte proprement dite, car si on vient à la sectionner, le pied reposant à plat, l'empreinte laissée sur le sol en est peu modifiée. (PL.III, *fig.* 1).

2° *L'articulation sous-astragalienne et la médio-tarsienne.*

Nous n'avons que peu de choses à dire de l'articulation sous-astragalienne ; les surfaces articulaires, les mouvements en sont minutieusement décrits dans les ouvrages classiques (1).

Rappelons que le calcanéum glisse sous l'astragale en portant sa surface articulaire cuboïdienne en bas, en avant et en dedans, la tubérosité interne en haut, en arrière et en dehors. Il revient à sa place par un mouvement inverse.

1. Voir notamment Farabeuf. *Précis de manuel opératoire*, page 818 et suivantes.

Articulation médio-tarsienne et cuboïdo-scaphoïdienne

L'articulation médio-tarsienne est formée par quatre os, deux inférieurs et externes, et plus inférieurs qu'externes, calcanéum et cuboïde, deux supérieurs et internes, astragale et scaphoïde.

Scaphoïde et cuboïde.

Sont côte à côte, articulés ou non, mais ce dernier bien sous-jacent à l'autre, leur interligne étant oblique en bas et en dedans, regardant fortement en haut.

Ils sont unis l'un à l'autre par le très court et fort ligament inter-osseux, et deux autres, un dorsal et un plantaire, tous deux obliques en avant et en dehors, mais de forme et de longueur différentes. Le dorsal est un ruban extrêmement court, le plantaire plus long, s'insère sur la partie la plus interne de la crête cuboïdienne, juste en avant de la portion profonde du ligament de la plante dont les fibres ont une direction perpendiculaire aux siennes, et de là va à la face inférieure du scaphoïde, au niveau de sa facette pour le premier cunéiforme.

Remarquons tout de suite que deux de leurs ligaments d'union sont très courts, le dorsal et l'interosseux ; ils ne vont donc guère pouvoir se déplacer l'un sans l'autre.

Nous n'insistons pas sur les surfaces articulaires calcanéo-cuboïdienne et astragalo-scaphoïdienne, cela est décrit partout. Quelques mots seulement sur leurs moyens d'union. Du côté dorsal, une capsule astragalo-scaphoïdienne, d'épaisseur non méprisable, en dehors tout au moins ; un ligament calcanéo-cuboïdien plus mince, mais encore assez résistant. Mais les vrais moyens d'union se trouvent ailleurs. Du côté de la plante, deux ligaments extrêmement importants, calcanéo-scaphoïdien et calcanéo-cuboïdien. Enfin la clef de l'articulation, le ligament en Y ou mieux en V, le plus court, ce qui explique qu'il va former le point presque fixe, le centre autour duquel vont se mouvoir les extrémités excentriques cuboïdienne et scaphoïdienne. Ce ligament en V est d'ailleurs en général assez mal décrit. On dit que c'est une cloison, cela est vrai si on l'entend seulement de la portion scaphoïdienne. A vrai dire, on a assemblé sous ce nom deux ligaments distincts, fort différents de forme et de rôle, et qui n'ont guère de commun que le voisinage de leur insertion au calcanéum. Qu'est-ce donc que le faisceau externe, le *calcanéo-cuboïdien* : un *ruban* dorsal, *court, horizontal, mince*. Le faisceau interne, le calcanéo-scaphoïdien, est une *cloison* en effet, qui sépare le cuboïde du scaphoïde, haute *d'un centimètre et demi*, presque *verticale*, qui de tout le bord supérieur et interne de la facette cuboïdienne du calcanéum se porte sur la partie immédiatement voisine de la facette astragalienne du scaphoïde. Cette cloison est épaisse par sa tranche dorsale, épaisse par sa tranche plantaire où elle n'est *autre que le commencement* du *ligament calcanéo-scaphoïdien inférieur ;* elle l'est un peu moins entre ces deux points extrêmes renforcés. Bien mieux, elle se continue, nous venons de le dire avec le calcanéo-scaphoïdien inférieur ; on l'en sépare artificiellement, et il nous semble plus conforme à la vérité de considérer ces deux ligaments comme un seul, en forme de gouttière à concavité supérieure, réunissant le calcanéum à la demi-circonférence inférieure du scaphoïde et dont les deux bords sont : l'interne, celui où vient se fixer le ligament deltoïdien du cou-de-pied, l'externe libre, l'arrête du faisceau interne du ligament de Chopart. Cette gouttière est d'ailleurs loin d'avoir partout la même épaisseur.

Un mot encore sur la configuration du scaphoïde : sa face postérieure est articulaire dans son entier ; la face antérieure, articulée en haut avec les cunéiformes, est rugueuse au-dessous d'eux ; elle s'allonge en une petite surface triangulaire dont le sommet inférieur est un véritable tubercule qui n'est pas décrit habituellement : nous le désignerons sous le nom de *tubercule ligamenteux*, parce qu'il donne attache à un fort faisceau du calcanéo-scaphoïdien inférieur, et par opposition au tubercule d'insertion du jambier postérieur.

Ces détails anatomiques rappelés ou fixés, quels sont les mouvements de l'articulation médio-tarsienne ? Pour les étudier, laissons le calcanéum libre sous l'astragale, celui-ci immobilisé en flexion. Appuyons sur les os antérieurs, ils s'abaissent un peu devant les deux postérieurs : c'est là la *flexion directe* vite épuisée. Si nous continuons la pression, le tubercule du scaphoïde, qui vient de s'abaisser, se porte maintenant beaucoup en arrière, un peu en dedans. Un effort de plus, il va tendre à continuer son mouvement de spire et va se porter en haut et un peu en dehors. C'est fait, il a parcouru tout le condyle astragalien ; un pas de plus, il irait toucher la malléole interne.

Et le cuboïde, que fait-il? Pendant que le tubercule du scaphoïde allait en arrière, son extrémité externe allait en avant; pendant qu'il se déplaçait en haut, elle se déplaçait en bas. Ainsi ces deux os, dans le mouvement d'adduction, de torsion en dedans, se déplacent en sens inverse l'un de l'autre, et, comme eux les bords du pied, le ligament en V semblant servir de pivot. L'adduction, la torsion en dehors se fait évidemment par un mécanisme inverse.

Immobilisons maintenant le calcanéum sous l'astragale et recommençons la même manœuvre.

Les mouvements si étendus tout à l'heure sont maintenant *très réduits*, des *trois quarts au moins*: il n'y a plus qu'un léger abaissement-adduction du tubercule scaphoïdien. C'est donc *surtout dans la sous-astragalienne qu'ils se passent*. La preuve n'en est pas difficile. Rendons de nouveau le calcanéum libre, faisons-le glisser sous l'astragale, il pousse à son tour le cuboïde en un mouvement de rotation en avant, en bas et en dedans; le tubercule du scaphoïde suit fidèlement, en un mouvement inverse, en arrière, en haut, puis en dehors.

Ces notions ont de l'importance; elles montrent que *dans la production du varus, la sous-astragalienne entre pour une part plus considérable que la médio-tarsienne.*

Pourquoi le scaphoïde obéit-il ainsi si fidèlement à l'impulsion du calcanéum? Sans doute par l'intermédiaire du cuboïde, soulevant le scaphoïde qui repose sur lui, mais aussi par *poussée directe*. C'est que ce dernier os, nous l'avons vu, possède à sa face inférieure un tubercule plus ou moins développé, souvent considérable, qui reçoit l'insertion des fibres les plus externes du ligament calcanéo-scaphoïdien inférieur. Il est très voisin de l'extrémité supéro-interne de la facette cuboïdienne du calcanéum, saillante en avant, et c'est cette dernière qui vient à son contact et le repousse.

Ainsi le calcanéum communique fidèlement ses mouvements au scaphoïde. Celui-ci de même tire le calcanéum à sa remorque. Comment ?

Indirectement, par l'intermédiaire du cuboïde, en relation immédiate avec lui, et fixé solidement d'ailleurs au troisième cunéiforme, intimement uni lui-même au scaphoïde.

Mais surtout *directement* au moyen du ligament calcanéo-scaphoïdien inférieur, dont les fibres se tendent, d'abord les moins épaisses, celles qui vont du sustentaculum calcanéen au tubercule du jambier postérieur ; presqu'aussitôt, celles beaucoup plus fortes qui du tubercule inférieur vont au calcanéum (immédiatement en dedans du grand ligament de la plante) sur des rugosités qui limitent en avant sa face interne.

3° *Les articulations scapho-cunéennes, inter-cunéennes et cuboïdo-cunéennes.*

Les surfaces que le scaphoïde offre aux cunéiformes ne sont pas planes comme on le dit partout ; elles répondent à un type articulaire d'autant plus élevé qu'elles sont plus internes. Ainsi il y a une petite surface convexe pour le premier cunéiforme qui place en regard une véritable petite cavité glénoïde.

La deuxième surface articulaire est convexe de haut en bas, un peu concave transversalement, surtout dans sa partie supérieure ; configuration inverse du côté du deuxième cunéiforme ; c'est donc une petite articulation par emboîtement réciproque.

Enfin les surfaces scapho-troisième cunéiforme ne sont pas plus absolument planes.

Mouvements du grand cunéiforme sur le scaphoïde.

Rappelons qu'ils sont principalement unis par un fort ligament interne et la grosse expansion plantaire du jambier postérieur. De plus, à sa face plantaire, le cunéiforme est relié au second par un fort ligament ; au cuboïde, par quelques fibres assez minces qui passent, sans y adhérer, au-dessous des deuxième et troisième cunéiformes dont le sépare l'expansion du jambier postérieur qui va à ces os.

Il exécute sur le scaphoïde deux sortes de mouvements :

a) Des mouvements de glissement de haut en bas. Ils peuvent se faire directement, mais dans ce cas, sont très limités ; en réalité *l'abaissement est toujours combiné avec un mouvement d'abduction*, qui rapproche la grosse extrémité de l'axe du pied, elle arrive à un demi-centimètre du troisième cunéiforme ; le bord supérieur se déplace en sens inverse, c'est-à-dire en dedans, mais d'une quantité moins considérable. Le second cunéiforme suit dans le même sens, sa crête plantaire se portant en bas et en dehors ; la partie externe de la face dorsale au contraire tourne un peu en haut. Et ce léger mouvement d'ascension se propage aux faces dorsales du deuxième cunéiforme et du cuboïde, par le moyen des ligaments dorsaux. Ainsi tandis que le premier cunéiforme se porte en bas et en dehors, le cuboïde s'élève un peu. Le pivot paraît être entre le deuxième et le troisième cunéiformes. Inutile d'insister sur le mouvement inverse *d'élévation-adduction* qui éloigne le bord inférieur du gros cunéiforme de celui du troisième de plus d'un centimètre.

b) A côté de ce mouvement, il en possède un autre de *bascule* autour d'un axe pas tout à fait vertical, oblique en bas et en arrière comme sa facette métatarsienne, et unissant le milieu de son bord inférieur avec celui de son bord supérieur. La face antérieure se déplace donc en sens inverse de la postérieure ; si elle bascule en dedans, l'interligne baille en dehors, les cunéiformes s'écartent ; mouvement limité par les ligaments dorsaux externes et le gros ligament plantaire qui le rattache au petit cunéiforme. Dans le mouvement inverse, limité par les ligament internes, cette face se replace dans un plan transversal.

Mouvements du second cunéiforme.

Moyens d'union : un large ligament dorsal scaphoïdien, deux tous petits ligaments latéraux aux cunéiformes voisins.

Les plus puissants sont les deux ligaments inter-osseux, qui de ces mêmes cunéiformes montent vers lui ; celui qui lui vient du troisième, plus solide, est oblique en dedans et en arrière. Un fort ligament plantaire le rattache en outre au premier cunéiforme. Comme ce dernier, il a le mouvement *d'abaissement-abduction*, et le mouvement inverse, mais moins étendus.

Il a aussi des mouvements latéraux, plus étendus du côté plantaire que du côté dorsal.

Mouvements du troisième cunéiforme.

Il ne suit pas fidèlement le premier cunéiforme, comme le fait le second.

Moyens d'union : trois ligaments dorsaux avec les trois os du tarse qui l'enclavent : du côté plantaire, expansion du jambier postérieur, quelques fibres du grand ligament de la plante. Mais surtout il est relié au deuxième cunéiforme et au cuboïde par deux très solides ligaments interosseux, qui occupent les deux tiers supérieurs de ses faces latérales, laissant libre le tiers inférieur.

C'est ce qui explique qu'il jouisse de mouvements de glissement transversaux plus étendus en bas qu'à sa face dorsale.

Il a aussi des mouvements d'abaissement directs, mais obliques en dedans, comme la surface du scaphoïde, qui le font converger vers le tubercule du gros cunéiforme.

En résumé, il est intéressant de voir que lorsque le pied est au repos, s'il se porte en adduction, le scaphoïde ne peut glisser sur l'astragale que par un mouvement de *rotation interne*. Si les deux premiers cunéiformes viennent à se déplacer sur le scaphoïde, ce ne peut être au contraire que par un mouvement *de rotation externe;* le troisième bouge peu, servant de pivot à l'extrémité interne de la série qui décrit la course la plus étendue.

Ce mouvement d'abaissement-abduction des deux premiers cunéiformes est le principal agent du *rétrécissement transversal* de la voûte.

4° *L'articulation de Lisfranc.*

Premier métatarsien.

A sur le cunéiforme des mouvements de glissement de haut en bas et de bas en haut qui abaissent et élèvent sa tête, et des mouvements latéraux qui la portent en dehors et en dedans. Mais ce glissement n'est pas absolument direct, il s'y joint un mouvement de bascule qui fait que l'interligne baille à la face dorsale, et inversement à la face plantaire. Ce qui fait que tandis que la base exécute à peine un déplacement de quelques millimètres, la tête peut se relever ou s'abaisser d'environ un centimètre.

Remarquons encore la direction de l'interligne ; il est oblique en arrière et en dedans ; nous verrons que cela a de l'importance dans l'action du long péronier.

Deuxième métatarsien.

C'est celui dont les mouvements sont le plus limités ; d'abord parce qu'il est enclavé, ensuite parce que de multiples ligaments l'unissent aux os voisins.

Du côté dorsal : au premier cunéiforme un ruban obli-

que en bas et en dehors, mince, mais résistant ; au deuxième cunéiforme, un ligament s'insérant sur toute l'étendue
des surfaces contiguës ; au troisième, un ligament oblique en bas et en dedans. Du côté plantaire, quelques
fibres allant du premier cunéiforme au troisième métatarsien brident sa base.

Mais ce qui le maintient surtout, ce sont deux ligaments interosseux, courts et puissants : l'un l'unit au
troisième métatarsien, l'autre c'est le fameux ligament
de Lisfranc.

Troisième, quatrième et cinquième métatarsiens.

Le troisième métatarsien est un peu plus mobile que
le précédent.

Quant aux quatrième et cinquième, assez étroitement
unis entre eux, ils sont les plus mobiles, en raison de la
laxité et du peu de résistance des ligaments qui les unissent au cuboïde ; en particulier, le cinquième jouit de
mouvements assez étendus d'abaissement et d'élévation,
d'abduction et d'adduction. Comme pour tous les autres
d'ailleurs, la tête subit des déplacements beaucoup plus
considérables que la base où sont les points d'attache.

5° Les mouvements de la voûte considérée dans son en-
semble.

Cette étude de chacune des articulations de la voûte
en particulier était nécessaire pour l'étude de ses modifications générales de forme et de courbure.

Elles sont particulièrement appréciables quand, le pied
reposant sur le sol dans toute son étendue, le corps se

porte en avant, la jambe se fléchissant, ou en arrière, la jambe s'étendant. Pendant ces mouvements, les points extrêmes du bord interne de la voûte, calcanéum et premier métatarsien varient tous deux de position, de sorte que pour la commodité de l'observation, il faut en immobiliser un, la tête métatarsienne par exemple. Dans ces conditions, suivons dans ses déplacements le point le plus reculé de la face postérieure du calcanéum qui correspond à peu près à son milieu. Nous étendons la jambe. Il commence par s'abaisser, se porte ensuite en dehors, puis en avant. Pendant que le point calcanéen s'abaisse, le tubercule du scaphoïde se meut un peu en arrière et un peu en haut ; et quand le calcanéum subit la translation en avant, le tubercule s'élève suivant une ligne à peu près droite et verticale d'une hauteur de près d'un centimètre. Ainsi dans *l'extension forcée du pied, la voûte a accru sa courbure* puisque le calcanéum s'est rapproché du premier métatarsien en se portant en avant, d'où diminution de la longueur, et que le scaphoïde s'est porté en haut, d'où augmentation de la hauteur.

Nous n'insistons pas sur *le passage de l'extension à la flexion,* où calcanéum et scaphoïde se déplacent en sens inverse de leurs mouvements précédents : le résultat est que *la voûte s'abaisse.*

Ainsi dans ces expériences, le premier métatarsien fixé, la voûte devient plus concave parce que le calcanéum vire en avant sous l'astragale ; et nous avons vu précédemment qu'il ne peut le faire sans porter en même temps le scaphoïde en haut en même temps qu'en arrière et en dedans.

Et si au lieu d'agir sur l'arrière-pied, nous agissons sur l'avant-pied, comment la voûte se raccourcit-elle ?

Mettons que les surfaces articulaires calcanéo-astraga-liennes se correspondent, et que l'avant-pied est en extension. Appuyons sur lui pour le fléchir : les têtes métatarsiennes s'abaissent pendant que les bases exécutent sur les os correspondants, et avec l'amplitude diverse que nous leur connaissons, un petit mouvement de bascule qui rapproche les surfaces articulaires du côté plantaire, élargissant l'interligne du côté dorsal. Les ligaments de ce côté se tendent ; alors les cunéiformes s'abaissent devant le scaphoïde, celui-ci devant l'astragale en même temps qu'il commence sa rotation interne. Mais la voûte n'acquiert son maximum que lorsque le calcanéum a viré sous l'astragale ; cela permet au scaphoïde de continuer sa course en se portant en haut.

De même, quand la voûte se redresse, ce sont les mouvements du tarse antérieur qui commencent, et le scaphoïde ne peut faire la plus grande partie de son mouvement de spire en bas, en avant, puis en haut et en dehors qu'après que le calcanéum est revenu à sa place.

Quant la voûte s'abaisse, la tête de l'astragale se subluxe en dehors d'environ un centimètre ; elle tend ainsi le ligament astragalo-scaphoïdien dorsal, et s'oppose par suite à la flexion trop considérable de la voûte. Après l'ablation de ce ligament, c'est le ligament en V qui empêche une flexion plus complète.

Nous verrons de même que c'est l'astragale maintenu par ses ligaments qui s'oppose à l'affaissement du pied.

Remarquons enfin que la voûte accentue sa cambrure on pas par la flexion directe de l'avant-pied, mais par *la flexion combinée à l'adduction.*

Les variations assez considérables qu'elle subit avaient besoin d'être démontrées puisqu'on lit dans les auteurs classiques des phrases telles que celle-ci : « Deux des « points de la voûte, le calcanéum et la tête du premier « métatarsien sont relativement à peu près immobiles « et invariables (1). »

III

L'ACTION DES MUSCLES SUR LA VOÛTE.

Parmi eux, il en est qui s'insèrent sur les deux extrémités de l'arc plantaire, tel le court fléchisseur commun des orteils; leur action est indéniable. D'autres s'insèrent sur le milieu de la voûte, et ont aussi une action considérable. Enfin il en est qui ne s'insèrent que sur une des extrémités ; ces derniers ne peuvent agir que par action combinée avec les précédents ou contraire à eux.

Au point de vue physiologique, les uns exagèrent la voûte, les autres l'aplatissent.

1. Beaunis et Bouchard, *Anatomie descriptive,* 4ᵉ édition page 190.

A. — *Muscles qui augmentent la cambrure du pied.*

a) Long péronier latéral. — Son action entrevue par Sabatier et Sœmmering a été bien mise en lumière par Duchenne de Boulogne. Pour nous, nous l'avons étudiée avant d'avoir pris connaissance de ces travaux, et nous avons été assez heureux pour arriver anatomiquement aux mêmes conclusions que l'expérimentation électro-physiologique.

Ce muscle embrassant le bord externe du pied glisse sous le cuboïde et vient se fixer, beaucoup sur le premier métatarsien, un peu sur le premier cunéiforme. Ce sont là ses insertions principales, nous verrons plus loin qu'il en a d'accessoires. Dans sa portion sous-plantaire, il n'est situé ni suivant une direction antéro-postérieure, ni suivant une transversale, mais peu à peu près dans une direction intermédiaire ; cela va nous expliquer son action. Tirons sur le tendon sectionné ou électrisons le muscle vivant : la base du premier métatarsien se rapproche du premier cunéiforme et l'applique fortement dans l'angle que forme cet os avec le deuxième métatarsien. Il faut remarquer ici que l'interligne entre le gros cunéiforme et le gros métatarsien n'est pas transversal, mais un peu concave en arrière, et surtout un peu oblique en dedans et en arrière (voir fig. 4 pl. VI), de sorte que le premier métatarsien dans son recul, non seulement refoule en arrière, le premier cunéiforme en l'appliquant contre le scaphoïde, mais aussi le refoule en dehors contre le deuxième cunéiforme. Ainsi, dans le premier temps de son action, le long péronier applique les uns contre les autres les os du tarse antérieur, et déjà il rétrécit la face plantaire en largeur et en longueur.

Dans un deuxième temps, l'extrémité postérieure du premier métatarsien étant fortement appuyée et enclavée comme nous venons de le voir, tout l'os subit un petit mouvement de rotation en dedans, autour de son axe longitudinal. Simultanément la tête s'abaisse beaucoup, ce qui accentue la concavité normale de la voûte.

Et le bord externe ? Les cunéiformes sont massés les uns contre les autres surtout à leur partie plantaire (voir physiologie articulaire) ; le troisième agissant sur le cuboïde pris entre lui et le tendon péronier, ce dernier os monte en masse au devant du calcanéum, mais plus son extrémité externe que l'interne, comme s'il tournait en haut en dehors autour d'un axe qui prolongerait la branche cuboïdienne du ligament en V, et il entraîne à sa suite les deux derniers métatarsiens. Ainsi se fait l'abduction et la rotation en dehors du pied, ce pendant que l'ascension en masse du cuboïde détermine une augmentation de courbure du bord externe du pied.

Le long péronier est ainsi *le plus puissant agent musculaire de soutien de la voûte.* Cela est confirmé par l'étude des effets de sa section : la voûte *s'élargit et s'allonge.* C'est ce qui est représenté dans la seconde figure de la planche II (1).

---

1. Les planches II et III représentent les modifications que subit

Cette empreinte n'est cependant pas aussi démonstrative que nous l'eussions voulu. Nous en avons obtenu de beaucoup plus probantes, (que nous n'avons pas reproduites, parce qu'elles provenaient de pieds différents, et qu'elles n'auraient pu être comparées aux cinq autres empreintes ayant toutes même origine). L'élargissement transversal notamment se montre ici peu accentué ; nous l'avons vu en général considérable, et cela pour deux raisons : d'abord il y a élargissement réel ; et surtout, le bord externe n'étant plus maintenu, bridé par sa sangle péronière, s'aplatit et se couche sur le sol, le pied se tournant en varus.

b) Jambier postérieur. — Par ses faibles insertions sur les métatarsiens, il applique la partie inférieure de leur base contre la partie correspondante des cunéiformes, faisant bailler très légèrement l'interligne à sa partie dorsale ; il abaisse par conséquent la tête des premiers métatarsiens et il applique de même la partie basse du premier cunéiforme contre la partie correspondante de la première facette du scaphoïde. Voilà le début de son

la plante du pied après section des principaux moyens d'union des os de la voûte.

Les empreintes qui y sont figurées sont la réduction aux deux cinquièmes (*dans chacune des dimensions*) des empreintes de grandeur naturelle.

Ces dernières ont été obtenues en appliquant un pied normal, jeune, souple parce qu'il avait été mobilisé aussi complètement que possible, sur des plaques recouvertes de noir de fumée. Elles ont été faites dans des conditions identiques, le genou à angle droit sur la cuisse, le pied à plat, une pression de 30 kilogrammes exercée sur la jambe.

action. Mais sa principale et sa seconde s'exerce sur le tubercule du scaphoïde lui-même, qu'il porte en bas, en dedans et surtout en arrière ; tout à l'heure il le portera en haut. Au cours de ce deuxième temps il agit aussi sur l'articulation tibio-tarsienne, faisant glisser d'arrière en avant l'astragale sous la mortaise, étendant ainsi le pied ; cette extension n'a sans doute pas d'action directe sur la forme de la voûte mais doit être étudiée dans ses rapports avec le déplacement du scaphoïde. L'astragale entre en jeu après que le scaphoïde a commencé sa spire, évolue de concert avec lui un certain temps, et arrive à l'extension complète tandis que ce dernier tourne encore. Il est nécessaire en effet que l'astragale soit immobilisé pour que le scaphoïde puisse exécuter la fin de sa course sur lui. Les mouvements de la tibio-tarsienne débutent donc après ceux de la médio-tarsienne et de la sous-astragalienne, coïncident avec eux et finissent avant eux.

Au total, le scaphoïde étant rapproché de la malléole interne, les têtes des métatarsiens, surtout du premier, étant abaissées, la voûte est *rétrécie dans le sens longitunal.*

Mais l'est-elle dans le sens transversal ? Sans doute, car il rapproche les cunéiformes les uns des autres par ses fibres obliques qui s'insèrent sur le deuxième et le troisième. Mais ce rapprochement n'est pas aussi considérable qu'on pourrait le croire. C'est que ce muscle semble agir plus sur le troisième, auquel il donne d'ailleurs une plus forte expansion, que sur le deuxième qui ne bouge guère, nous l'avons vu, qu'avec le premier. De sorte que le troisième s'abaissant plus que le deuxième, s'enfonce entre ce dernier et le cuboïde, et en raison de sa forme en coin, les écarte forcément un peu l'un de l'autre.

En résumé, le jambier postérieur *rétrécit la voûte dans les deux sens*, mais beaucoup moins puissamment que le long péronier latéral.

Pour vérifier cette action, nous l'avons sectionné et nous avons étudié les effets de cette section sur l'empreinte plantaire ; elle n'est pas très notablement modifiée (voir planche II fig. 3 et la note explicative qui l'accompagne).

c) Long fléchisseur commun des orteils.

Les deux muscles précédents agissent directement sur la voûte, en s'insérant sur elle. Ceux que nous allons étudier le font par l'intermédiaire des orteils.

Le long fléchisseur commun fléchit les phalanges, surtout la troisième, abaisse les têtes des métatarsiens, même celle du premier et applique donc les bases métatarsiennes contre les facettes articulaires correspondantes du tarse, mais seulement à la face plantaire, ouvrant un peu l'interligne du côté dorsal. Il soulève ainsi faiblement le tarse antérieur. C'est donc un exagérateur peu puissant de la cambrure du pied. Notons qu'il est en même temps un peu adducteur de l'avant-pied, le scaphoïde glissant en dedans sur l'astragale.

d) Long fléchisseur propre du gros orteil.

Abaisse un peu la tête du premier métatarsien, agissant faiblement sur la voûte. Notons qu'il n'est pas adducteur.

e) Les petits muscles de la plante.

Nous les réunissons, bien que leur action sur la voûte ne s'exerce pas de la même manière, mais en somme, ils rétrécissent la voûte longitudinalement ou transversalement sauf un seul dont nous dirons un mot plus loin : le court abducteur du petit orteil.

Quelques-uns ont une action comparable à celle des longs muscles précédemment étudiés, tels le court fléchisseur commun, le court fléchisseur du gros orteil ; elle est d'ailleurs peu considérable. D'autres comme le court fléchisseur du petit orteil, nous ont paru avoir une influence tout à fait nulle. Enfin celle de l'abducteur transverse du gros orteil est bien connue surtout d'après les recherches de Duchenne ; ligament actif des têtes métatarsiennes, il les empêche de s'écarter les unes des autres et notamment le premier métatarsien du second ; il rétrécit donc le talon antérieur.

Le seul muscle de la plante sur lequel nous voulons insister est *le court abducteur du gros orteil.*

Il sous-tend le bord interne du pied ; bien qu'il prenne son insertion principale au calcanéum, il a des connexions secondaires avec tout le bord interne ; elles sont peu considérables il est vrai, mais modifient cependant l'action qu'il aurait s'il s'étendait en ligne droite du calcanéum à l'os sésamoïde et à la base de la première phalange. C'est surtout le fait du ligament annulaire interne qui forme en quelque sorte poulie de réflexion aux fibres musculaires, tant par sa portion superficielle que par celle qui fournit les gaînes tendineuses du jambier postérieur et des fléchisseurs.

Le court abducteur fléchit la voûte, c'est-à-dire qu'il abaisse la tête du premier métatarsien en même temps qu'il la porte en dedans ; de ce fait il applique fortement sa base, dans sa partie externe, contre le premier cunéiforme, celui-ci contre le scaphoïde, et le scaphoïde à son tour s'appuie sur l'astragale et monte au-devant de lui ; puis il tourne en dedans. Simultanément, les deuxième et troisième cunéiformes solidement fixés au premier et au scaphoïde, les suivent dans leur mouvement d'ascension. Le premier métatarsien subit en outre une rotation suivant son axe, de dehors en dedans et de haut en bas.

Ainsi les recherches cadavériques et l'électrisation musculaire, que nous avons pratiquée sur les muscles d'un membre récemment amputé, montrent que le court abducteur du gros orteil augmente la courbure du pied. Le fait-il puissamment ? Non, sans doute, comme le montrent « les faits cliniques dans lesquels le pied étant « devenu plat, consécutivement à la paralysie du long « péronier latéral, le malade ne peut abaisser la saillie « sous-métatarsienne » (Duchenne).

B. — *Muscles qui diminuent la cambrure du pied.*

a) *Jambier antérieur.* — S'insère comme on le sait, à la partie basse du premier métatarsien et du premier cunéiforme, s'enroulant en quelque sorte sur leur face interne ; il est bien placé comme le long péronier latéral, son antagoniste, pour agir sur la voûte.

Dans le premier temps de son action, il déroule en quelque sorte son insertion, ce qui fait que cunéiforme et base métatarsienne, tout en se portant en haut et un peu en dehors, exécutent une légère rotation de dehors en dedans et de bas en haut. Il les applique en même temps contre le deuxième métatarsien ; de ce fait la tête du premier se porte un peu en bas et en dedans.

Son action continuant, le premier cunéiforme glisse de bas en haut sous le scaphoïde et de par la disposition oblique en bas et en arrière des surfaces articulaires tendrait à se porter en avant. En fait, il le refoule sur la face antérieure de l'astragale en le faisant tourner en dedans. Ainsi, élevant le scaphoïde, commençant par abaisser (très légèrement) la tête métatarsienne, il semble qu'il devrait accentuer la courbure plantaire ; mais l'abaissement de cette tête, fugitif, insignifiant, fait place tout de suite à une ascension qui se poursuit pendant les mouvements du scaphoïde, pendant ceux de l'astragale qui se fléchit et c'est surtout quand le scaphoïde a atteint la fin de sa course que le cunéiforme achève de glisser devant lui, élevant beaucoup la saillie sous-métatarsienne : ce qui le montre, c'est que le ligament scapho-cunéen inférieur ne se tend qu'à la fin du mouvement.

En résumé, l'analyse anatomique nous montre que le jambier *tend à détruire la courbure plantaire, à rendre le pied plat :* les faits cliniques recueillis par Duchenne, et ses expériences physiologiques l'avaient démontré.

b) Long extenseur commun des orteils et long extenseur propre. — Nous n'avons que peu de choses à dire de ces deux muscles. Agissent comme le jambier, élevant plus la tête des métatarsiens que leur base. Tendent comme lui, mais moins puissamment à rendre le pied plat.

c) Pédieux. — A à peu près la même action que le long extenseur commun, elle est extrêmement faible. Son petit tendon pour le gros orteil influe bien peu sur la forme du bord interne.

d) Court péronier latéral. — Porte en abduction et élève les têtes des quatrième et cinquième métatarsiens (le quatrième à cause des liens qui l'unissent au cinquième) et ainsi élargit déjà la partie antérieure de la voûte. Il les applique sur le cuboïde : celui-ci monte un peu et se porte en dedans. Nous avons vu que le scaphoïde, quand il se déplace sous l'influence du cuboïde, a nécessairement des mouvements inverses ; ainsi la voûte est élargie par abduction des têtes métatarsiennes et elle est abaissée du côté interne, son côté principal. Notons encore que le cuboïde est porté en arrière, ce qui fait que le scaphoïde est porté en avant, et ainsi le court péronier est *extenseur et abaisseur de la voûte.*

e) Court abducteur du petit orteil. — Il élargit un peu la partie interne du talon antérieur, en éloignant la tête métatarsienne.

Il applique d'autre part sa base contre le cuboïde, et en raison de la direction de l'interligne articulaire, repousse son extrémité antérieure en dedans et par suite le troisième cunéiforme ; il tendrait ainsi à diminuer un peu la largeur du pied à ce niveau.

C. — *Muscles qui agissent sur la voûte d'une façon indirecte.*

Nous rangeons sous ce chef le triceps sural et les inter-osseux qui n'ont d'action que parce qu'ils contrebalancent celle des muscles précédemment étudiés qui, eux, modifient directement la voûte.

Leur rôle ne peut être établi que par leur paralysie qui laisse la prédominance absolue à leurs antagonistes.

a) Triceps sural. — Les tractions sur le tendon d'Achille amènent d'abord l'extension dans la tibio-tarsienne, ce qui n'a pas d'action sur la courbure plantaire, puis la marche en avant et en dedans du calcanéum dans la sous-astragalienne. Nous avons vu (physiologie articulaire) comment ce dernier mouvement se transmettait au scaphoïde. Cependant, peut-être à cause de la faiblesse d'action du triceps sur le bord interne du pied, la voûte ne nous a guère parue modifiée.

Ce qui est sûr, c'est que ni l'expérimentation, ni la dissection ne le montrent redresseur de la voûte. Et cependant Duchenne a pu décrire des *talus pied-creux* consécutifs à sa paralysie. C'est qu'alors le talon s'abaisse « sous « l'influence de l'action tonique continue des fléchisseurs « du pied sur la jambe, et en même temps l'avant-pied « est infléchi sur l'arrière-pied par la résistance tonique « du long péronier latéral et du long fléchisseur commun « des orteils ».

b) Interosseux. — Leurs insertions expliquent qu'ils

n'aient pas d'action directe sur la voûte. Cependant leur paralysie augmente la courbure de la voûte plantaire, il se forme un pied creux (*griffe pied-creux*), l'équilibre musculaire étant rompu en faveur de l'extenseur commun.

Remarquons qu'à l'état normal ce dernier redresse la voûte.

IV

CONSIDÉRATIONS SUR LES INSERTIONS ACCESSOIRES DE CERTAINS MUSCLES.

Dans le chapitre précédent, nous avons décrit la physiologie des différents muscles, en supposant que leurs insertions étaient bien celles que leur assignent les livres classiques. Mais nous voulons ici mettre en lumière, pour certains d'entre eux, dans un tableau d'ensemble, l'existence et l'importance d'attaches accessoires qui ne sont signalées nulle part, sauf pour le long péronier latéral. Nous avons pu contrôler le résultat de nos dissections par l'électrisation faite sur un membre récemment amputé.

a) Long péronier latéral. — Coupons son insertion au premier cunéiforme et au premier métatarsien, ou mieux faisons l'ablation de ces deux os : il agit encore sur la voûte.

Pourquoi cela ?

Krause a décrit à son noyau cartilagineux un frein postérieur, Picou (Société anatomique, mars 1894) un antérieur. Il nous a paru que la disposition était plus complexe et plus variable. C'est ainsi que tout près de son insertion métatarsienne, nous avons vu le tendon relié en arrière à la cloison intermusculaire interne, au ligament qui unit le premier cunéiforme au deuxième métatarsien, adhérer un peu aussi à l'origine du court fléchisseur du gros orteil, enfin envoyer une très légère expansion qui forme un petit endon d'origine pour l'interosseux du premier espace.

Du noyau lui-même, nous avons vu se détacher :

Une fois sur trois seulement, une bande fibreuse postérieure, adhérant fortement au grand ligament de la plante et s'insérant aussi sur le cuboïde au niveau du bord postéro-interne de la petite facette cartilagineuse où glisse le noyau.

Trois fois sur trois, du bord antéro-inférieur et de la face interne du renflement nous avons vu partir une bande antérieure adhérant au feuillet superficiel du grand ligament calcanéo-cuboïdien inférieur. Par lui elle était reliée aux bases métatarsiennes des quatre orteils externes, à l'origine des interosseux plantaires et du court fléchisseur propre du gros orteil.

Il est remarquable que, réduit à ces seules insertions, délicates à disséquer, minces, se déchirant parfois sous la pince, le long péronier influe encore notablement sur le pied, comme le montre l'excitation sur un membre amputé. Elles sont d'ailleurs résistantes et *ne se sont désin-*

*sérées dans un cas qu'à une traction de 23 kilogrammes,
et dans deux autres qu'à une traction de 25 kilogrammes.*

b) Court péronier latéral. — Outre son insertion bien
connue sur le cinquième métatarsien et la petite expansion qui va rejoindre le tendon extenseur de l'orteil cor-
respondant, quelques fibres vont se perdre sur l'aponévrose plantaire externe. Celle-ci, comme on sait, se
fixant sur la face inférieure du cuboïde, tout près de son
bord externe, laisse un passage pour le tendon du long
péronier. Quelques faibles adhérences unissent à ce niveau son noyau avec le court péronier. Enfin, si on tire
sur ce dernier, on remarque que les tractions sont trans-
mises au court fléchisseur du petit orteil.

Si on sectionne toutes ces connexions avec le court
fléchisseur, le tendon du long péronier latéral, l'aponévrose plantaire externe, le muscle agit encore : c'est que
son tendon prend quelques insertions sur la face externe
du cuboïde et surtout adhère notablement à la partie dorsale de la capsule cuboïdo-cinquième métatarsien : c'est
là sa principale insertion accessoire.

Pour le démontrer, enlevons le cinquième métatarsien,
le pied se porte encore en abduction sous l'influence des
courants induits.

Quelle est la force de ces petites insertions secondaires ? Dans un cas elles n'ont cédé *qu'à une traction de
11 kilogrammes, dans un second, à 12 kilogrammes.*

c) Jambier antérieur. — Après l'ablation du premier
cunéiforme et du premier métatarsien, agit encore, comme
nous l'ont montré nos expériences électro-physiologiques ;

c'est qu'il est fixé à la paroi postérieure de sa gaîne par un très mince, large et très faible méso-tendon (comme le sont d'ailleurs les muscles précédents), cela paraît l'attacher légèrement au scaphoïde, à l'aponévrose profonde. Dans un cas, il envoyait quelques fibres à la face dorsale du second cunéiforme. Tout cela paraît bien peu résistant. Cependant il n'a pas fallu moins *qu'une traction de 6 kilogrammes pour arracher ces faibles connexions ; elles sont en tous cas suffisantes pour fléchir facilement le pied.*

d) *Extenseur commun des orteils.* — Sur ce membre récemment amputé, où nous venons de pratiquer, pour les expériences précédentes, l'ablation du premier et du cinquième métatarsien avec leur orteil, l'extenseur commun ne possède plus que les trois tendons qui vont aux trois doigts du milieu. Nous enlevons, avec toutes leurs parties molles, les trois orteils qui restent, ne *laissant que les trois métatarsiens.* Electrisons maintenant le muscle ; il fléchit le pied sur la jambe avec une puissance qui paraît presque aussi considérable qu'avant toute section. Elle est en effet très grande car il a fallu *plus de 50 (cinquante) kilogrammes* pour arracher ces trois tendons pourtant si mutilés. Qu'est-ce qui tient donc encore ? Ce ne sont pas les expansions latérales signalées par Duchenne, qui vont à la première phalange, puisqu'elle est enlevée. Ce ne sont pas davantage les minces bandelettes venant de l'aponévrose plantaire qui se rejoignent par-dessus le tendon extenseur, car leur section à la plante ne change rien.

En regardant notre tranche de section, nous voyons les têtes brillantes des métatarsiens, portant sur leur nuque les moignons des tendons extenseurs. Chacun de ceux-

— 44 —

ci envoie de chaque côté de la tête métatarsienne des *expansions fibreuses qui semblent l'encadrer en se rejoignant à la face plantaire.*

Disséquons par exemple cette sangle sur le troisième métatarsien ; le côté externe ne diffère du côté interne que par la présence du petit tendon du pédieux qui envoie comme le tendon extenseur une expansion latérale. Elle passe sur la joue de la tête métatarsienne, adhérant fortement à la capsule, rencontre à mi-chemin le tendon de l'interosseux, le cache en passant presque en entier à sa face externe (1), prend quelques connexions avec lui, et enfin se perd sur le fibro-cartilage d'agrandissement de la cavité glénoïde de la phalange, où s'insère pareillement, après même trajet, l'expansion du côté opposé.

e) Péronier antérieur. — Annexe de l'extenseur commun, n'est pas constant ; mais nous l'avons vu neuf fois sur neuf dissections, s'insérer sur le *quatrième métatarsien* en même temps que sur le cinquième. Presque toujours il adhère un peu au cuboïde et à la capsule qui l'unit au cinquième métatarsien.

Nous n'insistons pas sur l'importance physiologique et pathologique de ces faits. Ils doivent avoir leur application fréquente dans les ténotomies, les résections des os du tarse et du métatarse, les amputations des orteils.

Les différentes pièces de la voûte nous étant connues, voyons quelle est leur importance respective dans la cambrure du pied.

1. Nous disons externe par rapport à l'axe du métatarsien, la face interne étant celle qui est appliquée sur l'os.

V

LES PIÈCES ESSENTIELLES DE LA VOUTE.

Lorsqu'on a fait l'ablation des muscles et des aponévroses, la voûte s'allonge et s'abaisse parce que le scaphoïde et le cuboïde glissent devant le tarse postérieur ; l'a-
baissement a près d'un centimètre quand on appuie très
fortement sur le tarse antérieur. Quant aux os des articulations de ce tarse antérieur lui-même et de l'articulation
de Lisfranc, ils subissent fort peu de changements dans
leurs rapports.

Qu'est-ce qui maintient encore si bien la voûte ?

Un peu le ligament calcanéo-cuboïdien dorsal ; davantage, le ligament astragalo-scaphoïdien dorsal et *le ligament en V* ; beaucoup, *le ligament calcanéo-cuboïdien
inférieur*. Après section de ce dernier, le cuboïde baisse
encore d'un centimètre devant le calcanéum et le cinquième
métatarsien touche le sol à ses deux extrémités. Le calcanéum, en même temps qu'il recule tend à devenir, presque
horizontal ; cependant son apophyse antérieure reste encore
séparée du sol (que le cuboïde touche presque, lui) par un
travers de doigt. Il se fait entre ces deux os un vide triangulaire à base inférieure, la facette du cuboïde s'en allant
obliquement en avant, celle du calcanéum un peu en arrière. Et en effet à l'état normal, pour que ces deux facet-

tes puissent se correspondre dans toute leur étendue, elles doivent se trouver environ à trois centimètres du sol.

Le bord interne du pied, après cette section subit également un fort mouvement d'abaissement, le scaphoïde étant entraîné par ses liens cuboïdiens : l'astragale chassé par la pression du scaphoïde vient faire effort contre la partie externe du ligament astragalo-scaphoïdien dorsal. Mais malgré son abaissement, le tubercule scaphoïdien reste encore situé à environ deux travers de doigt du sol.

Pourquoi cela ? C'est le fait du ligament *calcanéo-sca-phoïdien inférieur*. Supposons-le en effet, pour la commodité de la description, réduit à son bord interne, le plus long, celui sur lequel viennent se fixer les fibres du ligament latéral interne tibio-tarsien ; il s'étend de la petite apophyse à la partie du scaphoïde située immédiatement en arrière du tubercule et au tubercule lui-même.

Le tubercule scaphoïdien en s'abaissant, va tourner autour de la petite apophyse du calcanéum immobile, décrivant autour d'elle un arc de cercle dont ce ligament est le rayon inextensible.

Ce ligament ne permet donc l'abaissement du sca-phoïde que combiné à sa translation en arrière. Or, cette marche en arrière ne peut se faire que dans une faible étendue, parce que la tête de l'astragale s'y oppose et qu'elle-même ne peut fuir à cause du *ligament astragalo-scaphoïdien dorsal.* Coupons ce dernier ligament et continuons à appuyer sur le scaphoïde, cet os s'abaisse en se portant en arrière ; en même temps la tête de l'astragale tend à s'énucléer, exécutant un mouvement de rotation en dehors pendant que son extrémité postérieure se porte en dedans. Le calcanéum obéit à cette impulsion de l'astragale et abaisse un peu sa petite apophyse.

Maintenant le scaphoïde est très bas, son tubercule n'est plus qu'à un centimètre du sol, mais il est toujours maintenu par le ligament calcanéo-scaphoïdien extrêmement tendu.

Qu'est-ce qui empêche donc l'abaissement complet?

C'est encore *l'astragale*; en effet, le milieu concave de la facette articulaire du scaphoïde a pu glisser devant lui, mais le bord supérieur de cette facette qui fait relief en arrière vient butter contre la partie inférieure de la tête astragalienne et il a tendance à la chasser en haut. Comme elle est solidement fixée par les liens inter-osseux qui l'unissent au calcanéum, tout abaissement nouveau est impossible tant que l'astragale n'est pas enlevé. Et même, lorsqu'il est enlevé, en raison de la brièveté du ligament calcanéo-scaphoïdien, le tubercule du scaphoïde ne peut toucher le sol que de deux façons : ou bien par relâchement du ligament, la petite apophyse se rapprochant du scaphoïde, ou bien s'il reste tendu, par abaissement de celle-ci, ce qui fait que la face interne du calcanéum devient inférieure.

L'astragale est donc bien la clé de la voûte plantaire qui n'est complètement détruite que par l'ablation de cet os.

Sur une seconde voûte, privée également de sés muscles et de ses aponévroses, au lieu de commencer par la section des ligaments, faisons d'emblée l'ablation de l'astragale. Le scaphoïde s'abaisse d'environ deux centimètres et

avec lui la partie antérieure du bord interne qui se porte
aussi en avant ; simultanément, le calcanéum recule, son
extrémité antérieure s'abaissant et se portant en dedans à
la suite du scaphoïde.

En même temps que le bord interne, le bord externe a
baissé aussi, l'apophyse du cinquième métatarsien touchant
le sol.

Pourquoi l'effondrement de la voûte n'est-il pas complet? C'est que *le grand ligament de la plante* s'y oppose,
il se tend parce que l'extrémité postérieure du calcanéum
recule et se porte en dehors.

Ce qui prouve son importance, c'est qu'à peine coupé,
la voûte disparaît complètement par écartement des deux
os qu'il unit.

Ainsi les deux grands éléments de soutien de la voûte,
sont un os, *l'astragale* maintenu par la capsule astragalo-scaphoïdienne et par le ligament calcanéo-scaphoïdien inférieur, et un ligament : le *calcanéo-cuboïdien
inférieur.*

(Voyez planche III, *fig.* 2 et 3, les effets sur la plante
de la section du ligament en V et du ligament de la
plante).

VI

QUELQUES MOTS SUR LE DÉVELOPPEMENT DE LA VOUTE.

Au sixième mois de la vie intra-utérine, le pied est plat, comme nous avons pu nous en assurer sur cinq fœtus de cet âge (1). Nous avons représenté le pied d'un fœtus de huit mois (planche VI fig. 3) et on voit tout de suite qu'il repose sur le sol par toute sa face inférieure.

A la naissance, le bord interne commence à accuser nettement sa courbure. Lorsque l'enfant marche depuis quelque temps, cette courbure augmente rapidement et arrive à présenter une faible différence de celle du pied adulte. C'est ce qui nous a paru ressortir de l'examen des pieds d'un enfant de cinq ans et de ceux d'un de dix.

Pour mesurer la voûte, nous déterminons sa longueur, depuis le profit postérieur du talon jusqu'à l'interligne métatarso-phalangien du gros orteil. Sa hauteur nous est donnée par celle du tubercule du scaphoïde au-dessus du sol ; à la vérité ce n'est ni le milieu ni le point culminant de la voûte, mais il en est assez voisin, et surtout

1. Avant cette époque, nous n'osons rien affirmer, n'ayant eu à notre disposition que deux pièces : l'une de trois mois, l'autre de quatre, et toutes deux dans un liquide conservateur qui avait peut-être modifié leur forme. Or ces deux petits pieds *avaient une cambrure aussi considérable* qu'un pied d'adulte.

il est facile à sentir à travers les téguments. Le rapport de la hauteur à la longueur est ce que nous appelons l'indice de courbure de la voûte ou plus simplement *l'indice de la voûte.*

ur dix pieds d'adultes de forme normale, sans malformation, ni déviation d'aucune sorte, nous avons trouvé :

la hauteur moyenne =   centimètres, 56,

la longueur moyenne = 16 centimètres, 5,

L'indice de la voûte par conséquent, = 0,27.

Sur l'enfant de cinq ans, nous avons trouvé :

Hauteur = 1,6

Longueur = 7,7

Indice = 0,207

Sur l'enfant de dix ans, l'indice a été trouvé de 0,235.

A quoi tient l'absence de cambrure du pied chez le fœtus ou le nouveau-né ?

Sans doute à la laxité et à la faiblesse des ligaments, à ce que les os de la voûte sont encore presque entièrement cartilagineux, ce qui leur permet de se laisser déprimer d'une très-notable quantité.

De plus le tissu cellulo-adipeux est particulièrement développé. Mais il nous a paru en outre que cela était imputable surtout au calcanéum et cela pour deux raisons.

D'abord il n'acquiert complètement ses tubérosités postérieures qu'à l'âge de sept ou huit ans, par le développement d'un point osseux complémentaire ; et en effet sur un pied d'enfant de deux ans, elles nous ont paru absentes. D'ailleurs, le point primitif qui apparaît au sixième

mois de la vie intra-utérine est plus près de son extrémité antérieure que de la postérieure, et tandis que la première cesse vite de grandir c'est par celle-là surtout
que se fait l'agrandissement de l'os.

La seconde caractéristique anatomique du calcanéum
dans le tout jeune âge, c'est que son grand axe *affecte
une direction presque horizontale,* tandis que celui de
l'adulte est presque aussi vertical qu'horizontal (voir planche VI, fig. 1).

Ces deux caractères du calcanéum nous paraissent être
la principale raison du faible indice de courbure de la
voûte chez le fœtus et le nouveau-né.

DEUXIÈME PARTIE

Du pied creux congénital
par malformations osseuses

Nous décrivons sous ce titre une malformation congénitale caractérisée cliniquement par une exagération considérable de la courbure de la voûte plantaire, anatomiquement par des altérations des articulations scapho-cunéennes et cuboïdo-métatarsiennes.

Nous venons de dire « caractérisée cliniquement par
une exagération de la voûte plantaire ». Cela est sans
doute un peu vague. A partir de quel degré de courbure
le pied doit-il être considéré comme creux ?

Eh bien, nous dirons que c'est lorsqu'il ne repose sur
le sol pendant la station que par son talon antérieur et
par son postérieur et *pas du tout par son bord externe.*
Remarquez l'empreinte considérable que ce dernier a
faite sur la figure 1 de la planche II : elle est d'un pied
normal. Mais de plus un pied creux repose sur une étendue bien moindre de ses deux talons : sur le papier noirci

à la fumée, il laisse simplement deux taches éloignées et complètement isolées l'une de l'autre (1).

De plus sur trois pieds creux observés par nous, *l'indice* de la voûte était considérable.

Tout à l'heure nous l'avons vu en moyenne sur des pieds normaux, de 0, 27. Le plus élevé n'a pas atteint 0.30. Sur nos pieds creux au contraire, nous avons vu 0. 40, 0.46, et sur celui qui fera principalement l'objet de notre description : 0. 50. Dans aucun de ces trois cas, l'indice n'est donc descendu au-dessous de 0.40.

Ces deux caractères, un *indice élevé*, un *bord externe sans contact avec le sol*, pendant la marche et la station, nous paraissent être les *caractères cliniques du pied creux congénital*.

Nous avons dans la seconde partie de notre définition fait entrevoir les lésions osseuses. Nous ne prétendons pas cependant que *tous* les pieds creux congénitaux relèvent de la même malformation, mais un certain nombre sont sûrement causés par elle.

Notre description anatomique est basée sur deux cas qui présentaient des lésions semblables mais à un degré différent.

Le pied que nous prendrons comme type, celui que nous avons représenté était celui d'un homme de 48 ans, que nous avons eu le loisir d'interroger et d'examiner, car il était en traitement dans le service chirugical de la

---

1. Nous en avons obtenu des épreuves très démonstratives, qui, à notre grand regret, par suite d'une erreur, n'ont pu trouver place dans ce travail.

maison de Nanterre pour une tuberculose du coude droit.
Son autre pied était normal. Son pied creux l'était
depuis sa naissance, n'avait jamais subi un traumatisme
ni une opération. Il marchait bien, sans fatigue ni souf-
france.

1° *Aspect général du pied.*

Le pied, dans son ensemble (voir planche I), extrêmement
creux, paraît comme tassé, raccourci; le tarse antérieur
ramassé forme une saillie telle qu'on croirait d'abord à une
consolidation avec tassement, après écrasement de cette
partie.

Vu d'en dedans, le bord interne, court, est très arqué,
le tubercule du scaphoïde est à une faible distance de la
malléole interne. L'avant-pied est un peu coudé en dedans
sur l'arrière-pied, et il existe à leur union un sillon cutané vertical, comme dans le premier degré du varus. Cependant le pied est bien à plat, reposant aussi bien sur la
tête du premier métatarsien que sur celle du cinquième.

Du côté de la face dorsale externe, le tarse antérieur
et l'extrémité postérieure du métatarse font fortement relief et forment un plan beaucoup plus incliné en bas et
en dehors qu'à l'état normal, (voir planche V fig. 2.)

Malgré cela le cinquième métatarsien est encore fort
au-dessus du sol (voir planche I).

La hauteur du tubercule du scaphoïde au-dessus du sol
est de 7 centimètres, la longueur de la voûte depuis le
profil calcanéen jusqu'à l'interligne métatarso-phalangien

du gros orteil est de 14 centimètres. L'indice de courbure
est donc de 0,5o.

2° *Lésions des parties molles*

Du côté de la plante, les muscles sont normaux; sur le
dos du pied, il faut signaler que les tendons de l'extenseur commun, rejetés en dehors par la saillie du scaphoïde,
se réfléchissaient à angle obtus sur lui; c'est probablement à cause de cette direction oblique en bas et en dedans de la dernière portion des tendons extenseurs qu'est
dû le peu de développement du muscle pédieux.

Les tendons de ce petit muscle ayant dans ce cas,
même direction et par conséquent même action sur les
orteils que les extenseurs, il n'est point surprenant qu'il
fût atrophié.

3° *Lésions des os et des ligaments.*

*La mortaise tibio-péronière. — L'astragale, le calcanéum et la sous-
astragalienne. — L'Os trigône.*

Normalement la direction de l'axe de la mortaise est
très légèrement oblique en arrière et en dehors. Cette disposition est fortement exagérée ici, ce qui contribue à rap-
procher la malléole interne du scaphoïde.

L'astragale, lui aussi, a pivoté autour d'un axe vertical
passant à l'union du corps et du col, de manière à porter

sa tête plus en dehors, la facette péronière plus en arrière.

Mais avant d'étudier les surfaces articulaires, décrivons l'astragale et le calcanéum.

Le grand caractère de cet astragale c'est son *aplatissement* (voir planche VII : astragale vu par sa face interne). Tandis que l'épaisseur du corps d'un astragale normal (mesurée du milieu de sa facette calcanéenne postérieure au milieu de sa face supérieure) mesure en moyenne 27 millimètres, elle n'est ici que de 18, soit presque un centimètre en moins.

Cet aplatissement porte sur toutes ses parties, corps et tête. *Le grand axe de cette dernière est horizontal, et elle est remarquable parce que la facette articulaire pour le scaphoïde est presque entièrement rejetée sur la face interne.*

C'est d'ailleurs presque la seule partie articulaire de la face interne, la facette pour la malléole interne étant insignifiante. La gouttière de la *face inférieure* est moins profondément creusée, et sa partie tout à fait externe est comblée.

Calcanéum. — Il était dressé sur sa grosse tubérosité, plus vertical qu'il n'est normalement. De plus il avait basculé légèrement de dehors en dedans de sorte que la face interne plus concave était plus fuyante, presque horizontale, et qu'il reposait uniquement sur sa grosse tubérosité interne, la petite étant notablement au-dessus du sol. Telle était sa disposition générale.

Il présente quelques particularités dans sa forme. Il est mince ; ses tubérosités et ses saillies sont bien limitées, son extrémité postérieure se retrécit considérablement vers le haut.

La face *supérieure* est remarquable par la largeur de ces surfaces articulaires.

Sur la face *externe*, près de la face inférieure, se détache nettement la petite tubérosité. Le tubercule qui limite en arrière la gouttière du long péronier est très-accentuée. A cette gouttière, séparée d'elle par une très-étroite dépression, fait suite une petite surface polie, cartilagineuse. Elle avait été faite par frottement du noyau du long péronier, en regard duquel elle était ; elle avait été rejetée par conséquent du cuboïde, où elle se trouve normalement, sur le calcanéum.

Os trigône. — Ce tout petit os, homologue, suivant l'opinion classique, du tubercule externe de la gouttière astragalienne du tendon du fléchisseur propre du gros orteil, existe dans notre pied. Cependant le tubercule existe aussi et très développé (1), et ce petit os était justement situé sur sa face postéro-externe ; il ne recevait aucune des fibres du ligament péronéo-astragalien postérieur.

Aplati, il présente dans son ensemble la forme d'un ovale à grand axe transversal, de sorte qu'on peut lui décrire deux faces et une circonférence. La face postérieure répondait à la graisse sus-calcanéenne, la face antérieure était subdivisée en trois petites bandes articulaires, la supérieure pour le tibia, la moyenne pour l'astragale et l'inférieure pour le calcanéum, une petite capsule de renforcement l'unissant aux deux derniers et peut-être au tibia.

1. Morestin (Société anatomique 1894) a publié et figuré un cas semblable.

L'articulation tibio-tarsienne.

La mortaise. — La première, figure de la planche VI
et la note qui l'accompagne reproduisent suffisamment
ses caractères pour que nous n'y insistions pas beaucoup.

Remarquons que les trois principaux caractères de sa
forme sont : le peu de développement de la surface malléolaire interne, l'aspect arrondi et les bords mousses des
surfaces, la division de la paroi supérieure en deux territoires séparés, par un petit sillon et une petite crête
transversale ; c'est le *postérieur qui reposait habituellement sur l'astragale.*

Celui-ci offre : une facette insignifiante pour la malléole interne, une facette péronière, triangulaire, plus large
que haute, une face supérieure fort peu convexe, *plus
large en arrière qu'en avant*, à la différence d'un astragale normal. D'ailleurs cette partie antérieure est plus
mal limitée et plus irrégulière. Enfin les surfaces articulaires, celles de la mortaise comme celles de l'astragale, au
lieu d'être brillantes, polies et blanches, sont mates, ru-
gueuses, un peu rougeâtres. Ces trois caractères, nous
les avons trouvés dans presque toutes les autres articulations.

Quant aux ligaments, notons que la partie antérieure
de la capsule était épaisse. Les ligaments internes étaient
normaux. En dehors, le ligament péronéo-calcanéen était
bien développé, ce qu'il faut sans doute attribuer à ce qu'il
limitait la flexion. Tandis que le péronéo-astragalien pos-

térieur dont c'est la fonction sur une articulation normale, était ici peu puissant et n'était même pas tendu dans l'extrême flexion ; cela tenait probablement au recul de la malléole externe.

Ce qui nous paraît à retenir en somme, c'est que *le tibia portait surtout sur la partie postérieure de l'astragale*, comme le prouvait d'ailleurs le contact établi entre le rebord articulaire postérieur de la mortaise et deux petites saillies anormales ; l'une vaguement cartilagineuse n'était que le prolongement de la surface articulaire postérieure que le calcanéum offre à l'astragale, l'autre était le petit os trigône que nous avons étudié.

L'articulation astragalo-calcanéenne postérieure.

Calcanéum. — Tandis qu'à l'état normal la facette articulaire postérieure a la forme d'un ovale à bords mousses, à grand axe oblique en avant et en dehors, et convexe suivant ce grand axe, ici elle a la forme d'un triangle à base interne, à sommet externe mousse, à bords nets : son grand axe est plutôt transversal et a dans son ensemble la forme d'un S ; elle est en effet un peu oblique en bas et en dedans dans sa partie interne, un peu oblique en bas et en dehors dans sa partie externe.

Cette grande surface est prolongée à sa partie postéroexterne par une autre toute petite que nous avons déjà signalée, sur lequel s'appuyait le rebord postérieur tibiopéronier, mais le contact n'était pas direct, il se faisait

par l'intermédiaire du ligament péronéo-astragalien postérieur.

Astragale. – Sa surface est remarquable par sa longueur et son peu de largeur.

*Les articulations de la tête de l'astragale et la calcanéo-cuboï-
dienne.*

De l'articulation calcanéo-cuboïdienne, nous ne note-
rons que deux choses : l'épaisseur anormale du ligament
calcanéo-cuboïdien dorsal, d'une part, l'allongement transversal des surfaces en présence, d'autre part.

Les connexions de *la tête de l'astragale* étaient remar-
quables. Sa cavité de réception est formée normalement
par le scaphoïde, la partie antérieure du calcanéum et le
ligament qui unit inférieurement ces deux os. Ici le
cuboïde prenait part à la cavité de réception de la tête
astragalienne en interposant une petite facette arrondie
entre celle du calcanéum et celle du scaphoïde (voir figure 2 de la planche VI).

En outre, le faisceau interne du ligament en V était
revêtu d'une mince couche cartilagineuse et prenait part
un peu aussi à la constitution de la cavité articulaire.

La tête de l'astragale offre des territoires distincts pour
le scaphoïde, le calcanéum, le *cuboïde* et le ligament calcanéo-scaphoïdien inférieur (voir planche VII) mais son caractère principal, c'est que le scaphoïde avait glissé en
quelque sorte sur sa face interne, et ne s'articulait presque pas avec son front. De ce fait, les insertions internes

de la capsule astragalo-scaphoïdienne avaient notablement reculé sur la face interne.

Le faisceau interne du ligament en V qui servait à la fois de moyen d'union et un peu de moyen d'agrandissement de la cavité articulaire était très long.

Le scaphoïde, le cuboïde et les articulations scaphoïdo-cunéennes et cuboïdo-métatarsiennes.

Un scaphoïde normal présente deux faces et un pourtour large de plus d'un centimètre, sur toute sa circonférence, un peu plus large cependant du côté dorsal que du côté plantaire. *Celui de notre pied creux*, et c'est là une malformation capitale, *n'existe pas du côté plantaire;* il est remplacé par une arête tranchante où viennent se réunir les facettes articulaires antérieures et postérieure de l'os, en d'autres termes, *la face antérieure et la face inférieure, d'habitude bien distinctes, sont ici fusionnées en une seule antéro-inférieure* très oblique en bas et en arrière sur *laquelle s'articulent les trois cunéiformes.*

Les surfaces articulaires cunéennes rentrent à peu près dans le type général. Celle pour le premier cunéiforme cependant est irrégulièrement concave au lieu d'être convexe.

Les cunéiformes eux-mêmes ne présentent pas d'altérations notables. Quant aux ligaments, signalons le développement des trois ligaments dorsaux scapho-cunéens.

Le *cuboïde* a sensiblement la même forme qu'à l'état

normal, il a cependant des faces moins nettes et moins hautes, et de plus il est allongé. Ses deux caractères essentiels sont :

1° Qu'il s'est créé une *facette articulaire pour l'astragale*, au voisinage de l'extrémité interne de sa face postérieure, aux dépens de sa face supérieure. Nous l'avons vu plus haut.

2° Que la face *antérieure extrêmement réduite* n'est pas articulaire, *les surfaces où s'appuient les quatrièmes et cinquième métatarsiens s'étant faites à la face inférieure*, aux dépens de la gouttière déformée du long péronier latéral, rejeté en arrière sur le calcanéum par le recul des métatarsiens.

Les lésions *cuboïdiennes et scaphoïdiennes nous paraissent capitales dans le pied creux.* Elles étaient évidentes quoique moins accentuées dans notre deuxième pièce ; les autres lésions nous paraissent bien plus contingentes.

Les autres os ne présentent pas d'altérations notables ; notons cependant que les métatarsiens sont frêles, et qu'à cause de leur direction la facette phalangienne a empiété plus que de coutume sur la face dorsale de l'os.

Objections. Discussion. Comparaison avec le Varus-équin.

Nous venons de montrer, croyons-nous, qu'il existe un pied creux congénital dû à une malformation du scaphoïde et

du cuboïde, et des articulations de leur face antérieure.
Son origine congénitale, nous en trouvons la preuve:

1° Dans les renseignements fournis par le sujet qui en
était porteur.

2° Dans l'absence de tout trouble fonctionnel pendant la
vie de cet homme.

3° Dans la gracilité de tous les os, en particulier des
métatarsiens et des orteils.

4° Dans cette teinte rougeâtre, ce dépoli, cette limita-
tion peu nette des différentes surfaces articulaires, lésions
généralisées, absolument comparables à celles de la luxa-
tion congénitale de la hanche.

5° Dans ce fait que tous les os présentaient des altérations.

6° Dans l'absence de lésions musculaires.

Ces caractères nous paraissent suffisants pour établir la
congénitalité de l'affection.

Quels sont en effet les *pieds acquis* qui pourraient pro-
duire pareille déformation généralisée ?

En supposant même, ce qui n'était pas, qu'il y eût des
troubles de la marche, les paralysies *du triceps, des
interosseux* produisent des variétés très-spéciales de pied
creux (pied creux talus, griffe, pied creux).

Serait-ce un pied creux par contracture du long péronier latéral ? Mais cette suppposition tombe d'emblée; il
n'y avait pas de valgus; le scaphoïde bien loin de se porter
en dehors avait glissé sur la face interne de l'astragale,
etc.

Il nous reste une dernière objection à réfuter.

Le tibia reposait sur la partie postérieure de l'astraga-

le, comme dans un pied-équin ; comme dans un varus l'axe
de la mortaise tibio-péronière était fortement oblique en
arrière et en dehors, l'astragale s'articulait par sa face interne avec le scaphoïde. Etait-ce donc un ancien pied-bot
varus équin guéri dans le jeune âge par des manipulations
chirurgicales non sanglantes? Il nous suffira de répondre
que dans le jeune varus équin non encore ossifié, la crois-
sance des cartilages est ralentie, par pression réciproque,
du côté plantaire interne ; elle se fait au contraire libre-
ment à la face dorsale externe. Comment guérissent les
manipulations et appareils : en produisant « sur le sque-
« lette un double effet rectificateur, en entravant l'ossifi-
« cation sur la face dorsale externe et la favorisant
« sur la face plantaire interne (1) » Eh bien, dans notre
cas, *c'est justement le développement de la face plantaire du scaphoïde qui ne s'est pas effectué.*

Nous concluons sans réserve, dans ce cas, à la malformation osseuse primitive.

Avant de terminer, disons que ces lésions si spéciales
et qui nous ont paru caractéristiques n'ont encore été
signalées nulle part.

Au musée Dupuytren, nous n'en avons pas trouvé tra-
ce : à la vérité, une pièce déposée par Bouvier, montre
une exagération notable de la voûte, mais elle est *asso-
ciée à un talus considérable,* et de plus le sujet était
digitigrade, le pied ne reposant que sur le calcanéum

1. Farabeuf. *Intervention dans les pieds-bots. manuel opératoire* p. 836.

et l'extrémité des orteils (1). Il n'a donc aucune analogie avec ce que nous avons figuré et décrit.

Les traités classiques anciens ou modernes sont muets sur la question. Nous reproduisons ici, les quelques lignes que seul lui consacre le *Dictionnaire encyclopédique des sciences médicales* (2).

« Caractérisé par la cambrure exagérée, par l'exagé-
« ration de la voûte plantaire et la saillie prononcée du
« cou de pied, il ne constitue pas en général une affec-
« tion morbide. Les points d'appui sont conservés et la
« marche est d'habitude très facile.

« Cependant Dubreuil remarque que chez un certain
« nombre de sujets, les empreintes montrent que l'or-
« gane repose uniquement sur les talons antérieur et
« postérieur ; le bord externe reste au-dessus du sol. »

Nous avons consulté sans plus de succès les mémoires et compte-rendus de la Société de Chirurgie, de la Société de biologie, de la Société Anatomique, le Journal de l'Anatomie, la Revue d'Orthopédie.

C'en est assez pour montrer que cette malformation était complètement ignorée.

Résumé et Conclusions.

Comme on vient de le voir, notre travail comprend deux parties :

1. Musée Dupuytren. — *Appareil de la locomotion*, n° 552. *b*
2. Article *pied* de V. Paulet.

Dans la première, basée en entier sur des recherches personnelles, nous avons étudié le développement, l'anatomie et la physiologie de la voûte.

Au point de vue du développement nous avons essayé de montrer que le pied est ordinairement plat chez le fœtus, par suite des caractères anatomiques du calcanéum à cet âge, et que la courbure de la voûte n'apparaît nettement qu'après la naissance.

En anatomie et en physiologie, nous avons cherché à décrire avec détails les mouvements des articulations du tarse et du métatarse, les principaux moyens de soutien de la voûte, l'action des muscles sur elle; nous avons partagé ces derniers en muscles qui exagèrent la courbure, muscles qui la diminuent.

Nous appelons l'attention sur les insertions *accessoires et toutes non encore décrites* (1) du court péronier latéral, du long péronier, du jambier antérieur, des extenseurs des orteils. L'électro-physiologie nous a permis de voir avec quelle force les muscles agissaient encore, après ablation de leurs insertions principales, (celles-ci bien connues et décrites partout).

Le rôle considérable de ces insertions accessoires ne devra pas être oublié en thérapeutique chirurgicale (ténotomies, amputations des orteils, résections, etc.

Dans la seconde partie nous croyons avoir établi qu'il existe un pied *creux congénital* dépendant de malformations osseuses primitives.

1. Sauf celle du long péronier latéral.

De même que l'équin est le fait d'une anomalie de l'articulation tibio-tarsienne, le varus, d'une anomalie de la sous-astragalienne et de la médio-tarsienne, *le pied creux est le fait d'une anomalie des articulations scapho-cunéennes et cuboïdo-métatarsiennes.*

Bibliographie

AUDRY. — Pied creux dans la tuberculose du genou (Mercredi médical 1891, 9 sept.)

BLUM. — Chirurgie du pied (Paris, 1888).

BOUVIER. — Leçons classiques sur les maladies chroniques de l'appareil locomoteur (Paris, 1858).

BOUVIER. — Pied creux équin (Bulletin société de chirurgie, 2e série I, page 210).

BROCA. — Sur un pied creux talus (Progrès médical, 1884, page 775).

CHAUVEL. — Dictionnaire encyclopédique des sciences médicales 1886. Art. Pied.

DELORME. — Dictionnaire de médecine et de chirurgie pratiques, 1879. Art. Pied.

DEROUT et BOUVIER. — Pied creux valgus accidentel. Bulletin société de chirurgie, 2e série, tome I, pages 206, 328, 385.

DE SAINT-GERMAIN. — Chirurgie orthopédique, 1882.

DESCHAMPS. — Du meilleur traitement des déformations congénitales du pied. Paris et Liège, 1889.

DELPECH. — Traité d'Orthomorphie, 1829.

DEWÈVRE. — Etude sur le rôle de l'élasticité de la voûte plantaire dans le mécanisme de la marche et sur la physiologie du pied plat. Société de biologie, 28 mai, 1892.

DUBREUIL. — Leçons d'Orthopédie, Paris 1874.

—   Un cas de griffe pied creux. Revue d'Orthopédie 1891.

DUCHENNE DE BOULOGNE. — Physiologie des mouvements, Paris, 1867.

—   L'électrisation localisée, 3ᵉ édition, Paris, 1872.

—   Pied creux valgus par contracture du long péronier. Mémoire de la Société de chirurgie 1858.

DUVAL. — Traité pratique du pied-bot, 3ᵉ édition, Paris 1859.

FARABEUF. — Précis de manuel opératoire. Paris, 1895.

CH. FÉRÉ ET DEMANTKÉ. — Note sur les variations de la forme de la plante du pied sous l'influence du repos, de la station et de la marche. Société de biologie, 23 mai 1891.

PARKIN. — Pied creux. Société royale de médecine et de chirurgie de Londres, 6 juin 1891.

PICOU. — Considérations sur les insertions du muscle long péronier latéral à la plante du pied. Revue d'Orthopédie, Mai 1894.

WALSHAM ET HUGLES. — Les difformités du pied, leur traitement ; Londres 1885.

—   Consulter en outre ; les traités classiques d'anatomie, d'anatomie pathologique et de pathologie externe.

H. Jouve, imp. de la Faculté de médecine, 15, rue Racine, Paris.

PLANCHE I

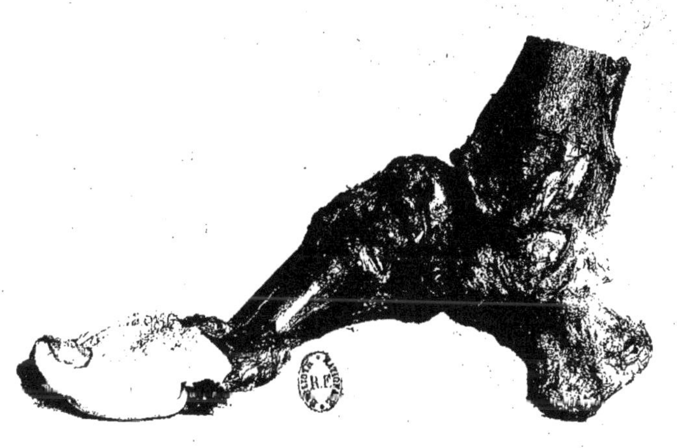

Héllo Ernest MORNAU, Paris.

PLANCHE I

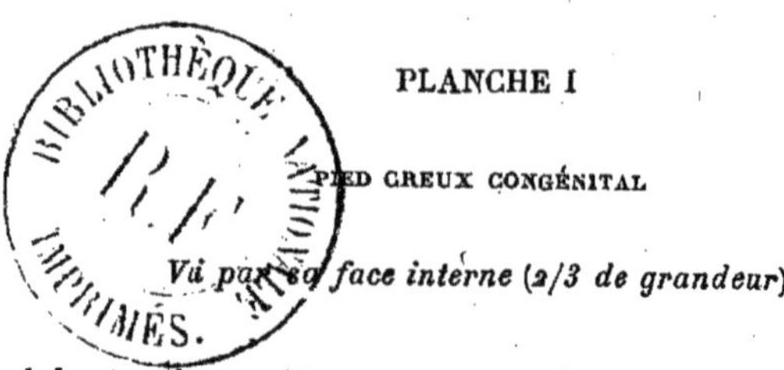

PIED CREUX CONGÉNITAL

Vu par sa face interne (2/3 de grandeur)

Le pied est petit, paraît comme raccourci, tassé.

Le bord interne forme une courbe très accentuée ; aussi le premier métatarsien est aussi vertical qu'horizontal ; les os du tarse antérieur font
saillie, le calcanéum est dressé sur sa grosse tubérosité.

Le bord externe, beaucoup plus concave aussi qu'à l'état normal, *reste*
notablement élevé au-dessus du sol.

Le scaphoïde est tout près de la malléole tibiale. On devine qu'il est plus
large à la partie supérieure de son pourtour qu'à la partie inférieure, on
voit l'interligne scapho-cunéen, très oblique en arrière et en bas.

La petite saillie qu'on remarque sur la face postéro-supérieure du calcanéum un peu au-dessous du tibia, est due principalement à la présence
d'un petit os trigône.

PLANCHE II

Fig. 1

Fig. 2

Fig. 3

Hélio Ernest MOREAU, Paris.

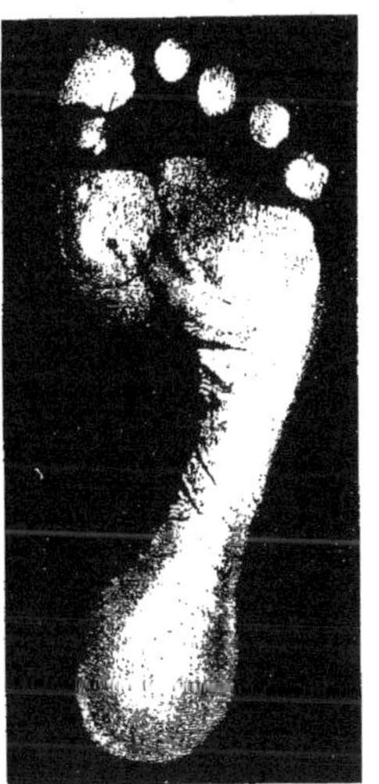

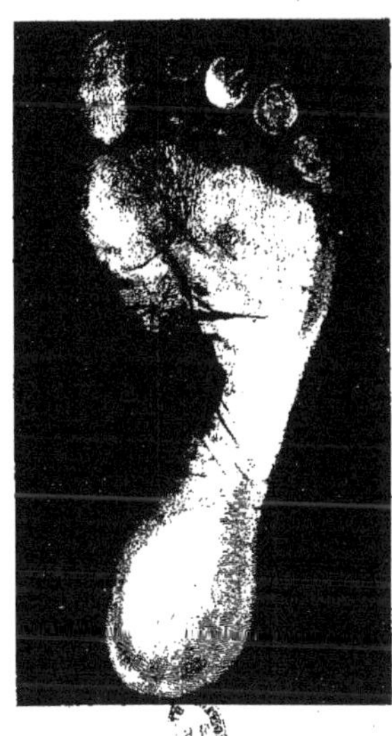

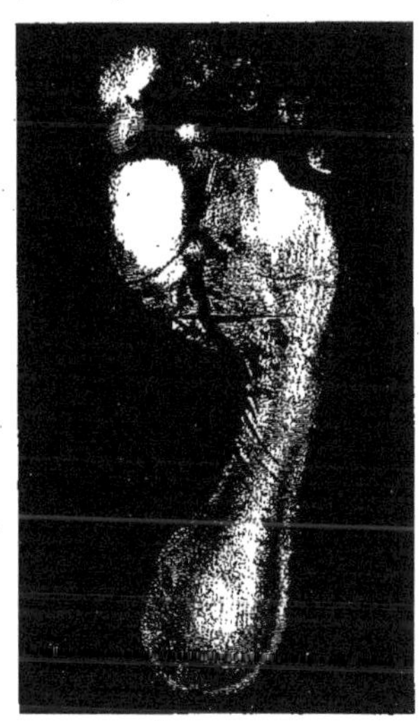

PLANCHE II

Fig. 1. — *Empreinte d'un pied normal.*

On voit qu'il ne repose pas seulement sur le calcanéum d'une part, le premier et le cinquième métatarsiens d'autre part, mais en outre sur tout le bord externe.

L'empreinte d'un pied creux (qui n'a pas été figurée ici) est réduite seulement à un point d'appui postérieur et un antérieur. Voyez d'ailleurs sur la planche 1, comme le bord externe est loin du sol. C'est donc un *pied-bot*, puisqu'il ne repose pas sur ses points d'appui normaux.

Fig. 2. — *Empreinte du même pied après section du long péronier latéral*

Cette empreinte n'est pas la meilleure que nous ayons obtenue ; nous l'avons reproduite parce qu'elle fait partie d'une série obtenue sur le même pied.

Cependant par la mensuration et l'examen :

1° De la ligne courbe, concave en dedans qui circonscrit la place de la tête du gros métatarsien ;

2° De la petite encoche angulaire transversale, qui entame l'empreinte du bord externe, à un centimètre en arrière de la saillie sous-métatarsienne, on voit : que la voûte s'est notablement affaissée dans le sens longitudinal.

Qu'elle s'est affaissée aussi transversalement.

Remarquez surtout l'élargissement et l'allongement du talon antérieur et la différence de forme de l'empreinte : en équerre dans la figure 1 en 2 l'équerre s'est incurvée.

Fig. 3. — *Le même pied. — Outre le long péronier, on a sectionné le jambier postérieur.*

Les différences ne sont pas très considérables entre cette figure et la précédente. Cependant la mensuration montre ici un peu plus de largeur dans presque toute l'étendue de l'empreinte, surtout au niveau du bord externe et de l'avant du talon. Ainsi tandis que le long péronier agi sur le talon antérieur, le jambier agit, mais beaucoup moins puissamment, sur le postérieur : cela est bien en rapport avec leurs insertions. Voyez l'incurvation du bord externe de la figure 2 ; elle a notablement diminué en 3.

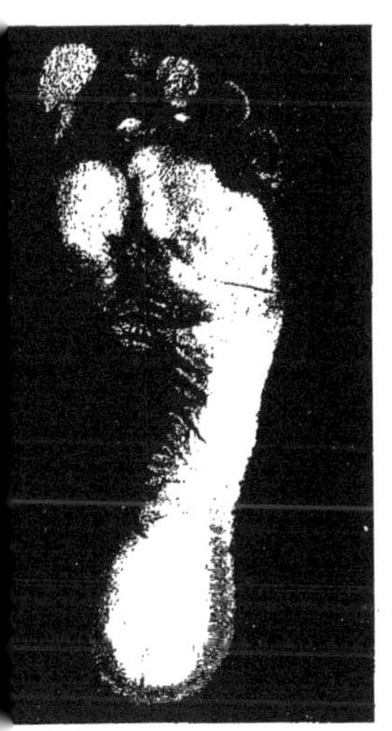

Fig. 1

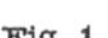

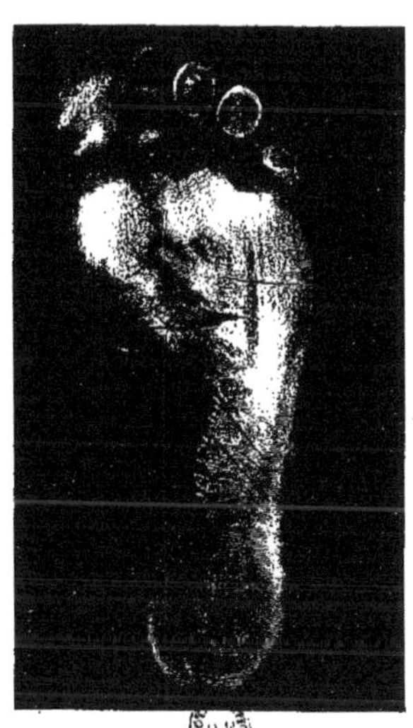

Fig. 2

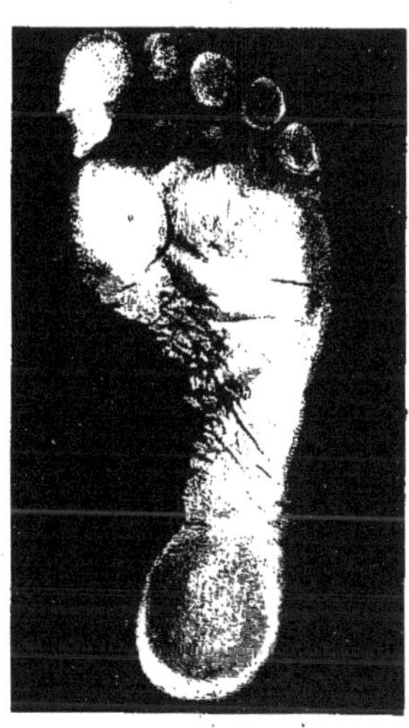

Fig. 3

Hélio Ernest MOREAU, Paris.

PLANCHE III

Fig. 1. — Le même pied, ayant subi les deux sections précédentes et en
outre celle de l'aponévrose plantaire.

On voit que cette section a peu d'influence.

Le contour interne du bord externe est découpé, tailladé ; c'est que l'a-
ponévrose ne soutient plus la peau avec laquelle elle contracte de si nombreuses adhérences, et celle-ci s'est affaissée en maints endroits. Mais la
forme générale de l'empreinte plantaire n'est guère modifiée.

N. B. Le talon antérieur a des contours moins nets, et paraît par conséquent un peu moins large ; cela résulte d'un oubli de technique.

Fig 2. — Le même pied ayant subi de plus la section du ligament en Y

Elargissement et allongement de l'empreinte.

Elle a augmenté notablement, au niveau du bord externe dont les contours reculent en dedans , et du talon antérieur qui recule vers le postérieur.

Fig. 3. — Le même pied ayant subi en outre la section du ligament cal-
canéo-cuboïdien inférieur.

Mêmes caractères que dans la figure précédente, mais encore beaucoup
plus accentués. Le pied semble épais, a perdu la forme élancée et sinueuse.
Comparez le bord externe incurvé de la figure 1 de la planche II, avec celui-ci à contours presque droits. La plante ne porte pas cependant dans
toute son étendue ; c'est que la voûte est encore maintenue par l'astragale
et le ligament calcanéo-scaphoïdien inférieur.

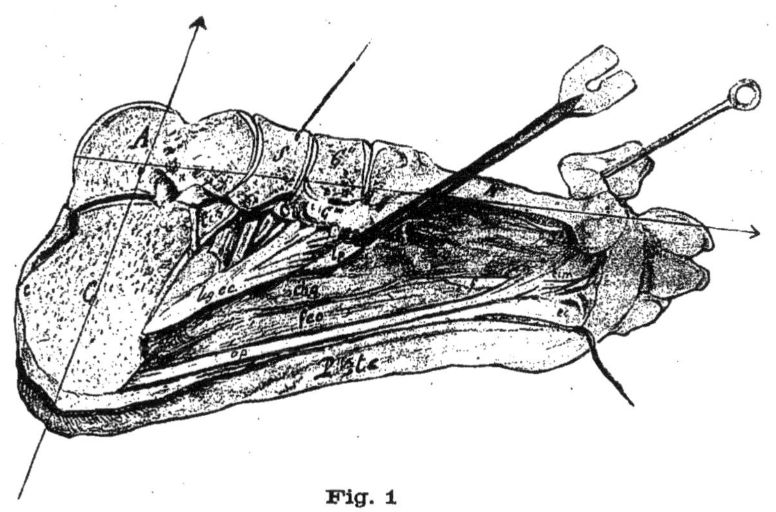

Fig. 1

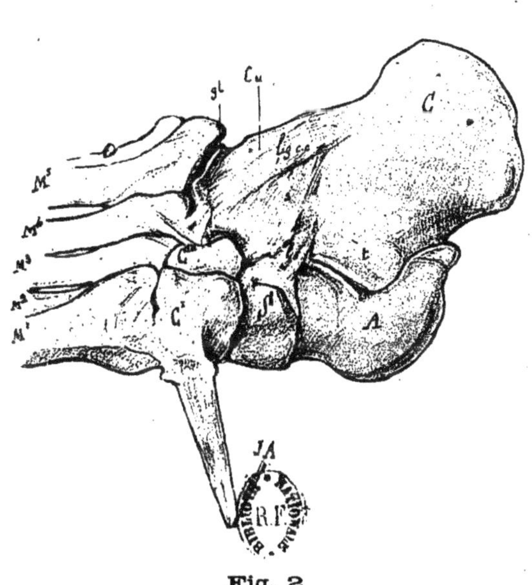

Fig. 2

PLANCHE IV

Fig. 1. — Coupe antéro-postérieure d'un pied gauche normal, passant en arrière par la grosse tubérosité calcanéenne, en avant contre la face interne du deuxième métatarsien dont elle a abattu partiellement l'extrémité postérieure.

C'est la partie externe de la coupe qui est représentée. Elle montre la forme et les grands moyens de soutien de la voûte.

C, le calcanéum dressé sur sa grosse tubérosité, le corps penché en avant (pas tout à fait assez en réalité ; il a été représenté un peu plus près de la verticale qu'il n'est en effet, mais pas beaucoup).

Sur un pied de fœtus on le voit presque horizontal.

c, l'angle de la face dite inférieure avec la face dite postérieure.

A, l'astragale.

S, le scaphoïde ; son extrémité inférieure s'allonge pour l'insertion du ligament calcanéo-scaphoïdien. C'est souvent une véritable apophyse triangulaire.

C'' C''', les deuxième et troisième cunéiformes.

M'', le deuxième métatarsien.

Voyez les deux axes différents de la voûte, l'un presque vertical, passant par le calcanéum ; l'autre presque horizontal, s'abaissant en pente douce vers les têtes métatarsiennes ; les trois couches fibreuses qui, outre les connexions avec l'astragale, empêchent le calcanéum de fuir en arrière sous le poids du corps.

La plus longue et la plus superficielle, l'aponévrose plantaire, *a p ;* elle se bifurque en avant, donnant une expansion cutanée, *e c,* et une autre, *i m* qui va brider le dos de l'orteil.

lig. c c, la couche moyenne, le gros ligament calcanéo-cuboïdien avec ses trois plans de fibres, les deux premiers à direction sagittale, le profond, oblique.

l c s, le court et très solide calcanéo-scaphoïdien.

P t c, peau et tissu cellulaire.

f, tendon fléchisseur.

c h q, chair carrée.

f c o, court fléchisseur commun des orteils.

l p, la gaine fibreuse du long péronier où s'engage une sonde cannelée. Au-dessous du métatarsien, une épaisse couche musculaire formée de l'abducteur oblique et du court fléchisseur du gros orteil, tous deux sectionnés, et des interosseux.

Fig. 2. — Pied gauche normal, face plantaire, (on voit en même temps un peu la face interne) après ablation des ligaments inférieurs scaphoïdo-cunéens et cuboïdo-métatarsiens.

C, calcanéum avec la petite apophyse *t.*

A, astragale.

C'u, cuboïde où s'insère *lig. c c,* le ligament calcanéo-cuboïdien inférieur avec ses deux ordres de fibres.

1 fibres moyennes, longues et longitudinales.

2 fibres profondes, courtes et obliques.

g t, la gouttière du long péronier.

S, scaphoïde où s'insère *l s,* le ligament calcanéo-scaphoïdien dont la plus grande partie a été réséquée et notamment le noyau cartilagineux.

C' C''', premier et troisième cunéiformes ; le second est enfoui entre eux deux.

M¹, M , M.³, M⁴, M⁵, les métatarsiens, le second à peine visible, caché par le premier.

JA, tendon du jambier antérieur.

Remarquez la direction de l'interligne scapho-cunéen et cuboïdo-métatarsien. Même après ablation des ligaments qui unissent ces os, l'interligne ne s'est pas ouvert, on ne voit pas la face antérieure du scaphoïde, non plus que celle du cuboïde. Comparez la figure suivante.

PLANCHE V

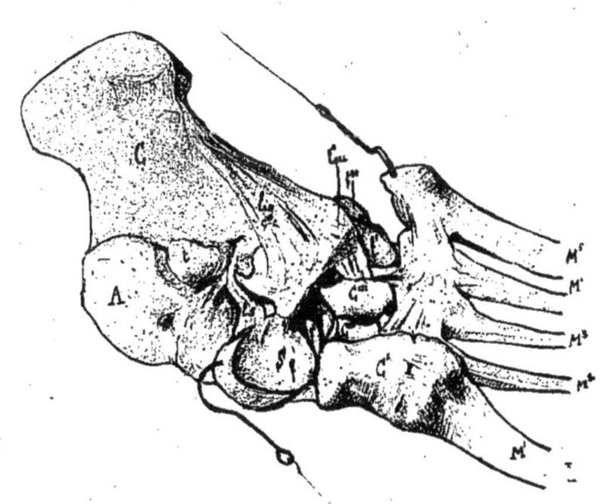

Fig. 1

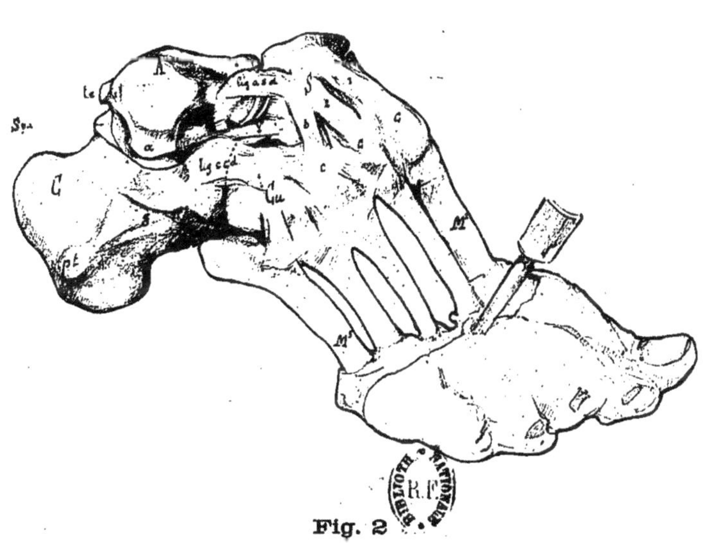

Fig. 2

PLANCHE V

Fig. 1. — Pied creux, face plantaire, après ablation des ligaments infé-rieurs scapho-cunéens et cuboïdo-métatarsiens.

Comparez à la figure précédente (planche IV, fig. 2) qui représente un pied normal gauche disséqué et placé comme celui-ci.

La face inférieure du scaphoïde S est réduite à une arête tranchante ; ses trois facettes articulaires *f f' f"* pour les cunéiformes sont visibles dans presque toute leur étendue, elles regardent en bas, elles sont très obliques en bas et en arrière et non presque verticales comme à l'état normal.

De même les facettes articulaires *f'* et *f"* du cuboïde C *u*, ont comme glissé sur sa face inférieure ; elles ont pris la place de la gouttière qui n'existe plus. C' C'' C''', les trois cunéiformes. Le second est bien visible, le troisième s'articule autant avec le cuboïde qu'avec le scaphoïde.

Les autres os portent les mêmes lettres que dans la figure précédente. Ils sont beaucoup plus petits.

Fig. 2. — Même pied creux vu par sa face dorsale externe.

Remarquez la saillie du tarse antérieur, l'élévation du bord externe, la force des ligaments dorsaux.

C, calcanéum.

p t, petite tubérosité bien détachée qu'un relief accusé relie à la gouttière des péroniers, *g* ;

s p a, surface articulaire postérieure portant l'astragale.

A, astragale.

t e, tubercule externe de la gouttière du fléchisseur propre, saillant ;

a, la partie non-articulaire de la face externe.

Il est relié au scaphoïde S par le ligament lig. a s a, bien développé, encoché pour laisser voir l'interligne.

S, scaphoïde ; 1, 2, 3, les ligaments longs et forts qui l'unissent aux cunéiformes ; Y, la longue branche interne du ligament en Y.

C *u*, cuboïde, rattaché au calcanéum, par le ligament dorsal lig. c. c. d. Il est manifestement au-dessus des quatrième et cinquième métatarsiens et celui-ci touche presque le calcanéum.

PLANCHE VI

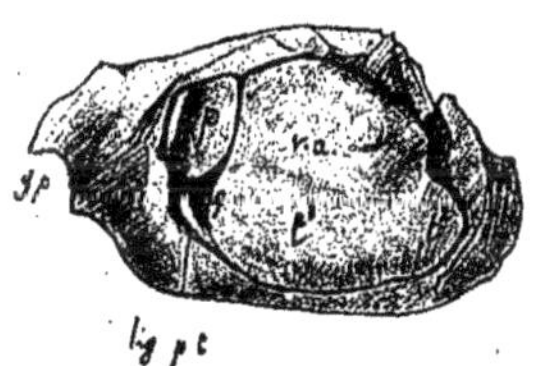
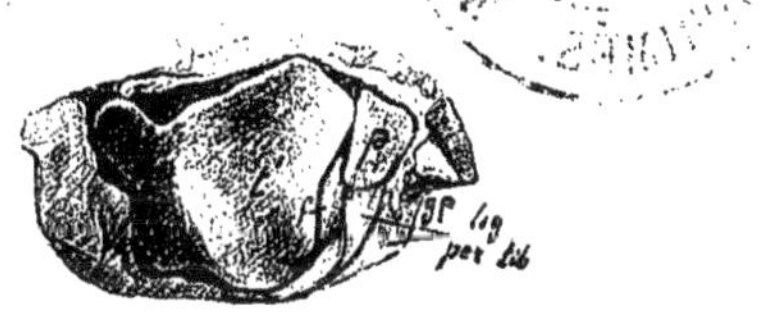

Fig. 1

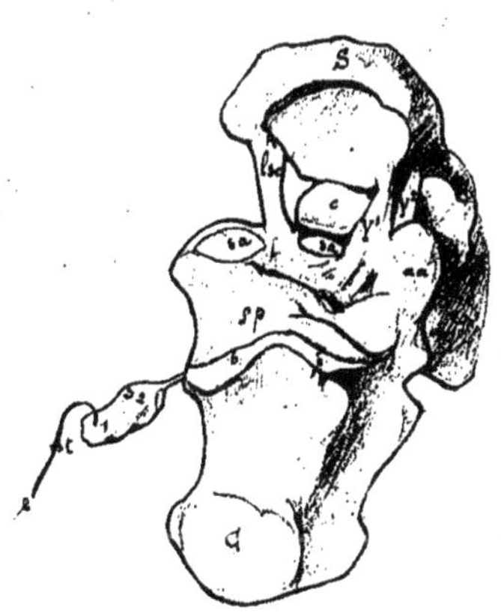

Fig. 2

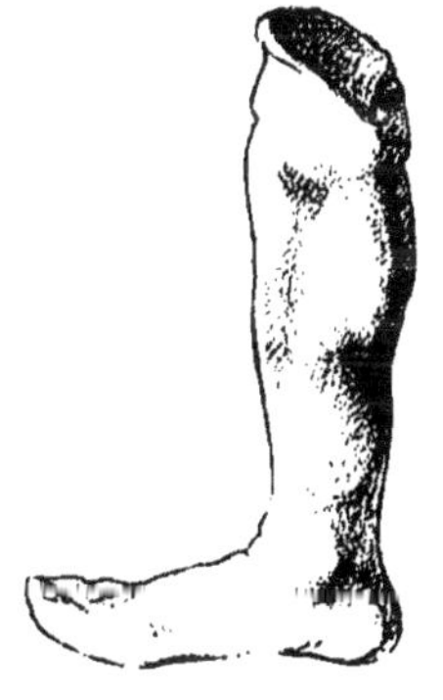

Fig. 3

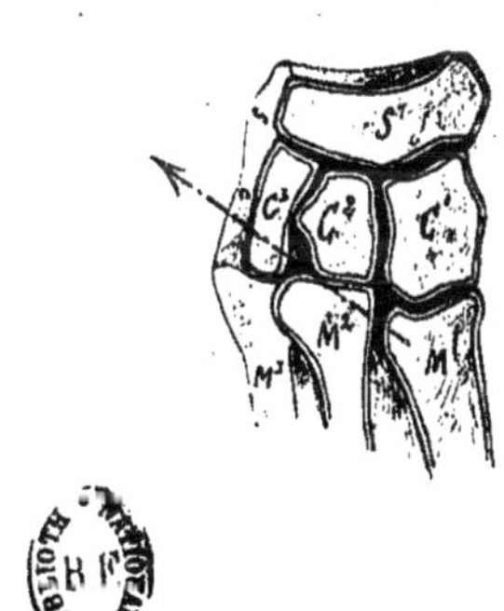

Fig. 4

PLANCHE VI

Fig. 1. — *La mortaise tibio-péronière à gauche, du pied creux (c'est un pied droit) ; à droite, du pied normal (c'est un pied gauche).*

Remarquez le peu de développement de la malléole tibiale t^2, la forme arrondie, les bords mousses de la mortaise anormale, les bords nets de l'autre.

La paroi supérieure de la mortaise du pied creux, irrégulière, dépolie, partagée par une légère dépression en deux versants, un postérieur $t1$ reposant sur l'astragale, un antérieur, $v\,a$, s'appuyant moins fréquemment sur cet os.

lig p t, les ligaments péronéo-tibiaux inférieurs, faisant partie de la mortaise.

g p, gouttière des péroniers.

Fig. 2. — *La cavité de réception de l'astragale du pied creux.*

C, calcanéum, $b\,b$, bourrelet qui n'est autre que le bord de la surface articulaire astragalienne postérieure pour l'astragale, élargi par la pression du tibia.

$s\,p$, surface articulaire astragalienne postérieure ; elle est irrégulièrement quadrilatère, à bords nets, contournée en s.

$a\,a$, surface non articulaire, entrée du sinus tarsi, $sa,\,sa$, surface astragalienne antérieure, en deux facettes dictinctes entre lesquels s'insère un gros faisceau du ligament calcanéo-scaphoïdien $l\,s\,c$.

S, scaphoïde avec sa face articulaire astragalienne.

c, le cuboïde entrant pour une bonne part dans la formation de la cavité de réception de la tête astragalienne. Sur les côtés, cette cavité était complétée par $l\,s\,c$, et du côté externe par le faisceau scaphoïdien du ligament en Y, Y1.

Y^2, l'autre faisceau.

5, le cinquième métatarsien.

Attaché au calcanéum, le petit os trigone, tiré par une érigne montrant sa face antérieure, subdivisée en trois petits territoires, un répondant au bord postérieur de la mortaise 3, un répondant à l'astragale 2, un au bourrelet calcanéen 1.

Fig. 3. — *Une jambe de fœtus de 8 mois, vue du côté interne.*

On voit que la voûte plantaire n'existe pour ainsi dire pas, le pied reposant sur le sol par toute sa face inférieure.

Fig. 4. — *Coupe transversale du scaphoïde S. des trois cunéiformes et des métatarsiens correspondants, pour montrer l'action du long péronier latéral.*

La flèche n'indique pas exactement la direction de son action, elle n'est pas assez oblique en arrière.

Les interlignes sont rigoureusement représentés.

Voyez la direction de l'interligne $C^1\,M^1$, de l'interligne scapho-premier cunéiforme, ils sont tous deux obliques en dedans et en arrière ; de sorte que l'action du muscle porte cunéiforme et scaphoïde non pas directement en arrière, ce qui arriverait si les interlignes étaient transversaux, mais en même temps en dehors.

Jeanne   6

PLANCHE VII

I

II

III

sme
st
smi
te
ti

t
lig as
lig t a
fi
st
sme
ti
ti

st
m
te
fi
ti
sas
sac
sal
sac

lig t a
lig as
st
te
sas
sacu
sel
sac

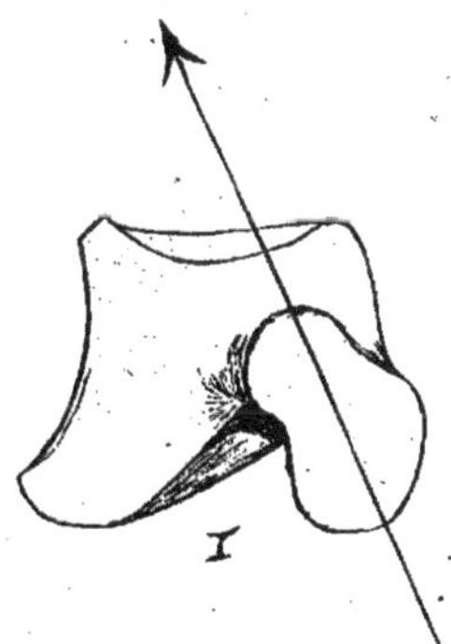

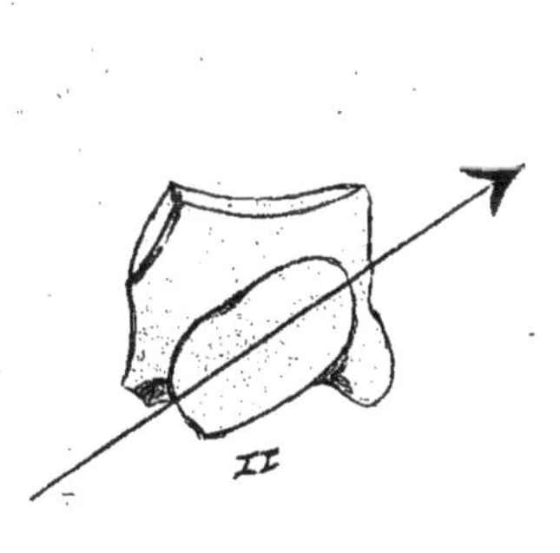

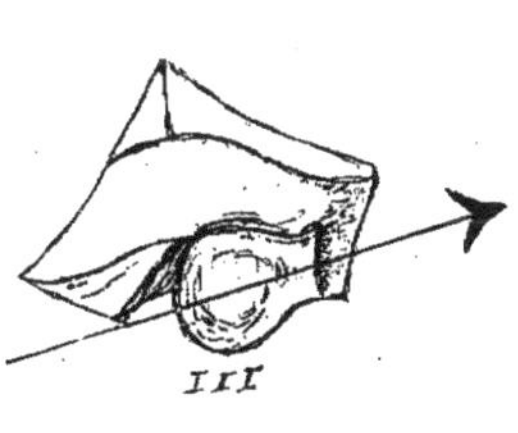

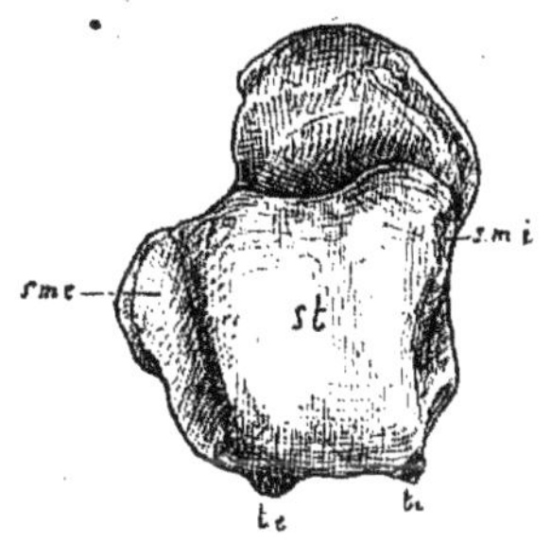

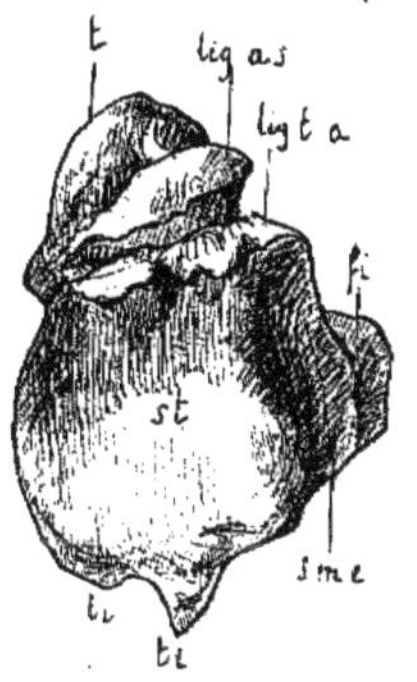

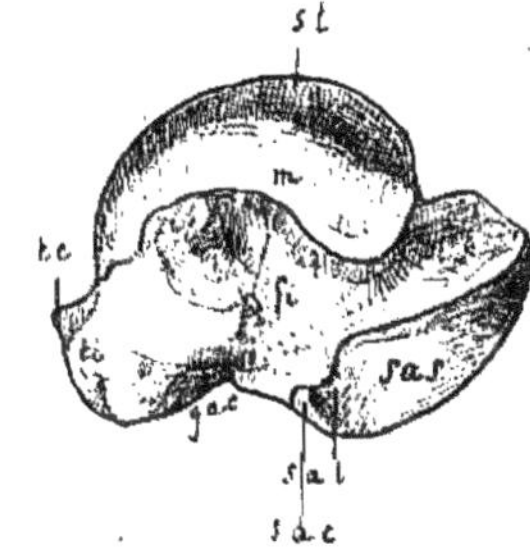

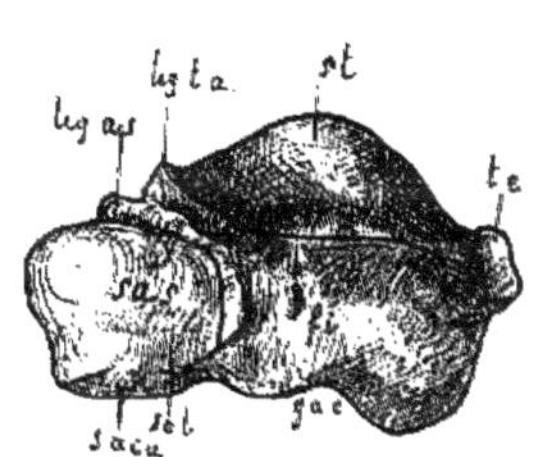

PLANCHE VII

I et II — Deux astragales normaux vus par leur face antérieure.

Remarquez les axes différents de leur surface articulaire scaphoïdienne ; ils sont en tous cas bien loin d'être transversaux comme le disent certains auteurs. Quand l'axe est plus près de la verticale que de l'horizontale comme cela a lieu pour l'astragale 1, le scaphoïde fait comme lui, les cunéiformes au lieu d'être presque côte à côte vont tendre à se mettre en pile, le troisième plus haut que le deuxième et celui-ci que le premier ; cela a donc peut-être pour résultat d'augmenter la concavité du pied dans le sens transversal.

III. L'astragale du pied creux ; le grand axe du col est presque horizontal, et il fuit en dedans.

La deuxième rangée d'os montre, vus *d'en haut :* à gauche, un astragale normal (de pied gauche) à droite, l'astragale du pied creux (pied droit).

Voyez le dernier :

s t, la face supérieure aplatie, plus large en arrière qu'en avant; c'est sur cette partie postérieure que reposait le tibia, comme sur un astragale d'équin.

s m e, surface pour la malléole externe, bien visible, avec *f i,* partie non articulaire de la face externe.

On ne voit pas la surface malléolaire externe, parce que l'astragale s'inclinait en dedans; elle est visible sur l'astragale normal *s m i.*

t i, t e, les deux tubercules de la gouttière du fléchisseur propre du gros orteil.

t, la tête, amincie, sa surface articulaire déviée en dedans, mais toute à l'intérieur de la capsule astragalo-scaphoïdienne, *lig. a s.*

lig t a, insertion de la capsule tibio-astragalienne touchant l'autre en dedans, s'en éloignant en dehors.

La troisième rangée figure les mêmes astragales vus par leur *face interne* Astragale du pied creux à droite.

m, la toute petite surface malléolaire-interne.

f i, portion de la face interne non articulaire,

g a c, l'amorce du tunnel astragalo-calcanéen,

t e, tubercule externe de la gouttière du fléchisseur.

s t, face supérieure, visible sur une plus grande étendue que la voisine.

s a s, surface pour le scaphoïde, déviée en dedans comme celle d'un astragale de varus, à grand axe horizontal.

s a l, surface pour le ligament calcanéo-scaphoïdien.

s a c u, commencement de la surface cuboïdienne. Remarquez *l'aplatissement* de cet astragale.

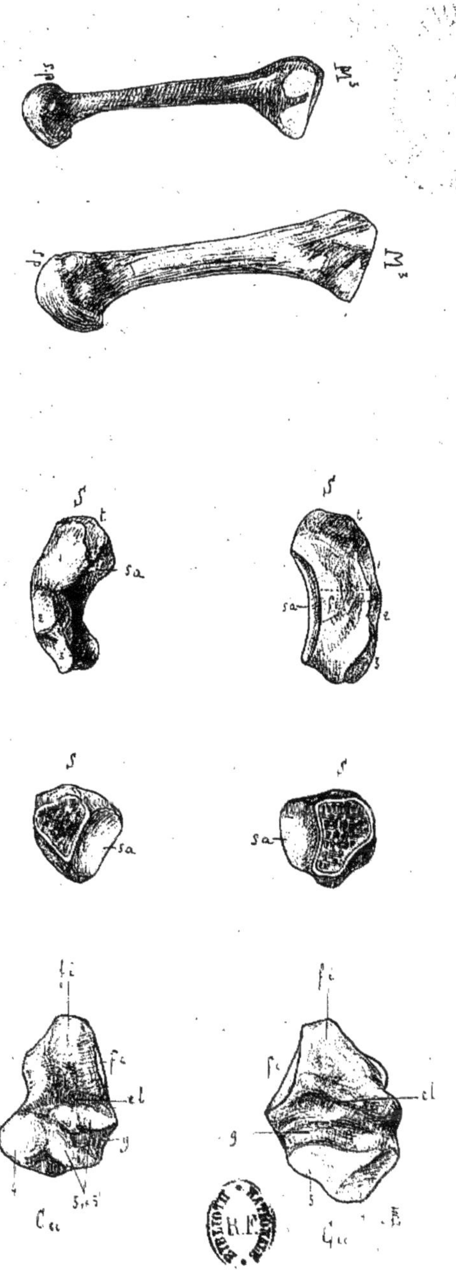

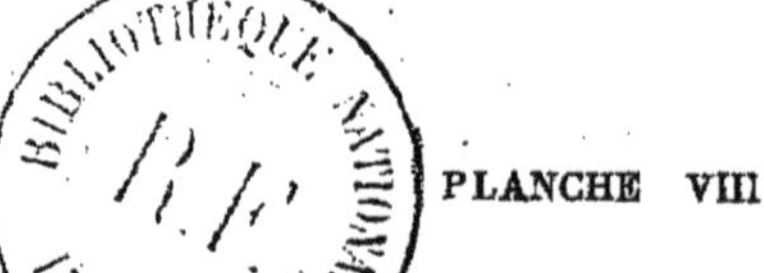

PLANCHE VIII

M³ M³. En haut, le troisième métatarsien du pied creux. Il est frêle et la surface articulaire phalangienne *s p* empiète sur la face dorsale. Comparez au métatarsien normal situé au-dessous de lui.

S, S, à gauche, scaphoïde du pied creux.

à droite, scaphoïde de pied normal (gauche).

Le scaphoïde anormal n'a pas de face inférieure, comme l'os normal *f i*.

A la place est une arête, où convergent face postérieure et face antérieure. Aussi, on voit nettement les facettes articulaires cunéennes 1, 2, 3.

t, le tubercule, *s a*, surface pour l'astragale.

Au-dessous, la coupe du scaphoïde du pied creux est triangulaire; l'autre, quadrangulaire.

La dernière rangée est faite de deux cuboïdes des mêmes pieds; c'est leur face inférieure, vue un peu d'en avant et d'en dehors : Cu, Cu.

A gauche, le cuboïde du pied creux :

f i, face inférieure avec *e l*, empreintes pour le grand ligament de la plante

f e, face externe à peine visible.

Mais l'anomalie principale est que la gouttière *g* et les facettes métatarsiennes 4 et 5 sont confondues; celles-ci au lieu de regarder presque directement en avant, regardent en même temps en bas; le cinquième métatarsien notamment, glissant sous le cuboïde a envahi la gouttière du long péronier, et celui-ci en effet était refoulé sous le calcanéum. Son noyau y avait développé et poli une facette semblable à celle qui se trouve en face de lui sur un cuboïde normal. *Ces malformations du scaphoïde et du cuboïde sont les principales du pied creux.*